如果我的朋友是婦科醫生，我會這樣問她

내 친구가 산부인과 의사라면 이렇게 물어볼 텐데

未來兒童婦產科醫院院長 柳知沅 著　王琳 譯

序言

　　突然有一天，有血從我的身體裡流了出來，而我沒有任何準備，那是我的初經。我沒有跟父母說，而是把這件煩心事放在心裡。這種奇怪的現象讓我覺得很難為情，這些血是從哪裡來的？我究竟為什麼會流血？我完全不知道。

　　「月經」每個月來一次，從不失約。每次它到來都讓我感到莫名的不適和難堪，總覺得經血會滲漏出來，生怕別人知道我來了月經。我甚至有時會抱怨，為什麼自己偏偏是個女孩子，不得不每個月都經歷這痛苦的過程。後來有一天，被子上的血跡被媽媽發現，媽媽一邊訓斥我為什麼不告訴她、一邊埋怨我弄髒被子，至今我都記憶猶新。從那以後，月經和我的生活便融為一體，表面上看起來毫無違和感，我甚至不會特別留意我的經期生活，每次就任由這種不適的感覺充斥全身，同時也感受著身體的每一次變化。

後來我成了一名婦科醫生，在診室裡遇到了很多像以前的我一樣的女生：明明感覺到了不適和焦慮，但其中的大部分人都沒有及時就醫。

　　有很多女生雖然時常會感到小腹脹痛，但一直對是否去婦科門診就醫猶豫不決，最後終於來檢查時發現卵巢周圍出現囊腫。

　　也有一些女生誤把子宮頸癌疫苗當成治療性藥物而排斥接種，直到在子宮頸細胞學檢查（對子宮頸或陰道的細胞進行的檢查）中發現異常，才後知後覺地懊悔不已。

　　如果她們能夠更輕鬆自然地向家人或朋友說出自己的症狀和身體情況，或許還能早一點接受婦科治療，有機會可以完全免受這些問題困擾。但在現實生活中，很多女生覺得婦科問題是難言之隱，甚至有些人相當排斥前往婦科門診就診。

　　市面上關於減肥和化妝的資訊隨處可見，而女生身體出現的問題卻成了讓人難以啟齒的話題。「我接受了子宮頸癌檢查」，或「我曾接受過婦科疾病治療」這樣的話題在大部分女生的生活中很少被公開地討論。

　　我相當鼓勵 20 歲以上的女生最少每 2 年接受一次子宮頸癌篩查（編註：台灣政府免費提供 30 歲以上且有性經驗的女生每年 1 次免費的子宮頸抹片檢查）。這是一項非常有必要的檢查，但仍有很多女生不重視，甚至有非常多女生因為抗拒婦科治療而不願意接受檢查。

我在醫院工作，每天都會接觸到諸多在婦科方面有困惑的女生，她們的各種困惑和症狀對我來說司空見慣，所以我能毫不避諱地描述病情、與患者溝通。然而我在 20 多歲的時候也會覺得關於婦科的困惑相當難以啟齒，無法向任何人說起，包括媽媽。所以在這方面媽媽也沒能給我充分的幫助。

除了與朋友或閨密閒聊時談起個人經驗，事實上我們更有必要就實際個人情況，更加客觀地觀察自己的身體症狀。

故本書分為以下三部分：

第一部分是針對女生身體及患者最常問的問題和症狀，例如陰部搔癢、內衣如何正確購買和穿著？經期是否可以運動？月亮杯、棉條是什麼等，一一加以說明，為女生們解惑。

第二部分是針對避孕、月經、子宮和卵巢功能等婦科相關知識的介紹。

第三部分則對婦科診療中，醫師會問你，或是你想問醫生的問題，包含常見的檢查，以及為何要接受這些檢查、婦科相關手術及治療等，均詳細解說。

我知道很多女生都有跟我一樣的煩惱和疑惑，所以一直以來我都想和大家聊一聊女生會遇到的症狀和困惑。如果我們不能充分地瞭解自己的身體，就很難發現身體存在的問題，只有充分地

瞭解之後，才能更好地加以愛護。

　　我真心希望將我們身體發出的信號——那些再自然不過的變化——像跟朋友聊天一樣和大家說一說。

說明 ————————————————————————————

1. 本書通常會用「月經」來形容生理期，但是像生理痛、衛生棉這種用詞則維持慣用語不變。
2. 正文中提到的年紀都指「周歲」，也就是實歲。
3. 正文中無可避免地使用了處女膜、私密處等醫學名詞用語。

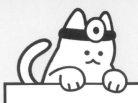

CONTENTS

第二部分

我想知道更多的婦科知識

第一章　避孕

第三部分

婦科醫生想和你說的事

你熟悉這些身體部位嗎？

嘗試寫下外陰構造中
各部位的名稱

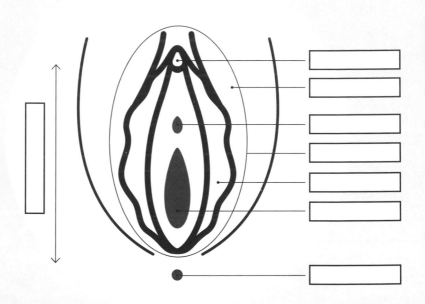

嘗試寫下卵巢、子宮和陰道構造中各部位的名稱

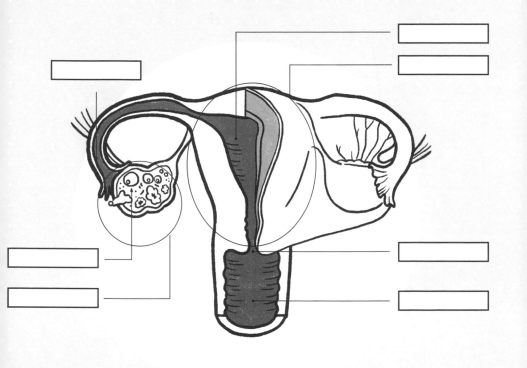

* 備注：在空格處填下你所知道的

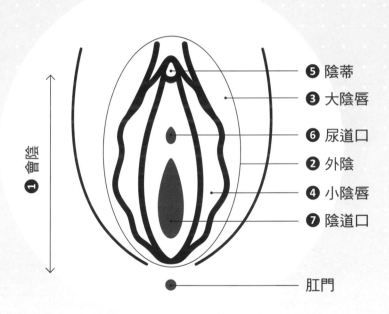

⑤ 陰蒂

❸ 大陰唇

❻ 尿道口

❷ 外陰

❹ 小陰唇

❼ 陰道口

肛門

❶ 會陰

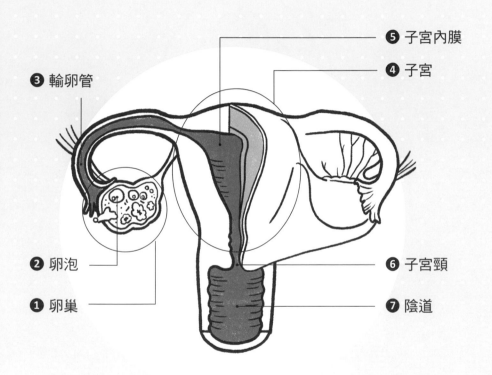

❸ 輸卵管

❺ 子宮內膜

❹ 子宮

❷ 卵泡

❶ 卵巢

❻ 子宮頸

❼ 陰道

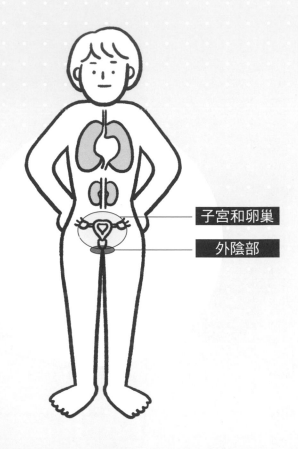

子宮和卵巢

外陰部

　　以上這些名詞你可能聽說過但是並不確切地瞭解。為了你的身體健康，希望你務必瞭解一些常識，瞭解一些關於妊娠、分娩、女性生殖器官疾病和雌激素異常引起的症狀其相關知識。

　　為了讓你的身體能夠更加健康，我們一起來談一談那些我們從未瞭解過但又非常有趣的婦科常識吧！

外陰構造	❶ **會陰**：成年女生大腿之間覆蓋陰毛的部位。男性和女生都具備的部位，女生會陰指外陰（陰道、尿道）至肛門之間的部分，男性會陰指陰囊至肛門之間的部分。 ❷ **外陰**：外生殖器，男性和女生通用的術語。女生外陰由大陰唇、小陰唇、陰蒂、陰道口、外尿道口等組成。男性外陰指陰莖和陰囊。 ❸ **大陰唇**：女生外陰最外部兩側，成年女生的這個部位會長出陰毛。打開大陰唇能夠看到小陰唇和陰蒂。男性的陰唇指陰囊。 ❹ **小陰唇**：位於大陰唇內側，皮膚較薄，沒有陰毛。每個人小陰唇的形狀和顏色會有差異。 ❺ **陰蒂**：位於兩側小陰唇匯合處頂端的凸起。男性的陰蒂指陰莖。 ❻ **尿道口**：尿道末端的小便排出口。 ❼ **陰道口**：陰道的入口。使用鴨嘴打開陰道口時，肉眼可見陰道內部和子宮入口（即子宮頸）。
卵巢子宮和陰道的構造	❶ **卵巢**：產生並排出卵子，分泌雌激素、睪固酮等性荷爾蒙的女性生殖器官。 ❷ **卵泡**：包裹卵子的囊狀結構，從原始卵泡變成發育卵泡，再變成成熟卵泡後排卵。 ❸ **輸卵管**：連接子宮和卵巢的管，男性的精子和從卵巢中排出的卵子在輸卵管中相遇完成受精過程，受精卵再經由輸卵管進入子宮完成受孕。 ❹ **子宮**：在受精卵著床後，胎兒生長發育的空間。 ❺ **子宮內膜**：子宮的內壁，厚度受荷爾蒙的影響根據月經週期發生變化，在臨近經期時會變厚，部分脫落形成月經。 ❻ **子宮頸**：連接陰道和子宮的部分，同時可以被看作子宮的入口。使用鴨嘴打開陰道口時，肉眼即可見。 ❼ **陰道**：連接子宮和外部的通道，通常為酸性環境，具有防止有害菌進入身體的作用。

關於女生的身體，最近有這樣的說法……

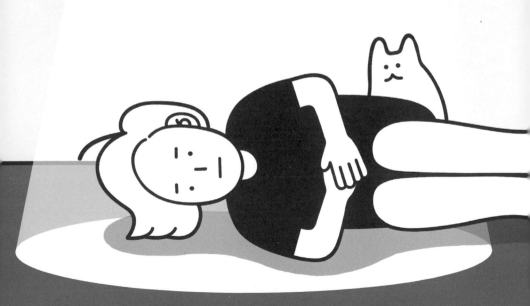

你知道什麼是「月亮杯」嗎？

一次性衛生棉引發了嚴重的環境問題爭議，而衛生棉的安全疑慮也讓人們對衛生棉中是否可能存在著有害成分的警戒心越發強烈，因此，一次性衛生棉的替代產品正越來越受到關注。月亮杯就是這幾年興起的商品其中之一。

雖然現在大多數女性對於月亮杯還是有些陌生，但我還是想談一下月亮杯的優點。

月亮杯的製作原材料通常是醫用矽膠，不會腐敗和變質，可反覆使用。只要用熱水消毒後就能重覆用，經濟又環保。用法衛生棉條相似，但兩者相比較，月亮杯導致中毒性休克[1]的機率相對較低，而衛生棉條放入後很有可能滋生細菌。

1｜金黃色葡萄球菌引起的毒素感染或細菌進入血管內引起的症候群，一種致命的疾病。主要症狀是突然發熱和全身紅斑性表皮脫落。

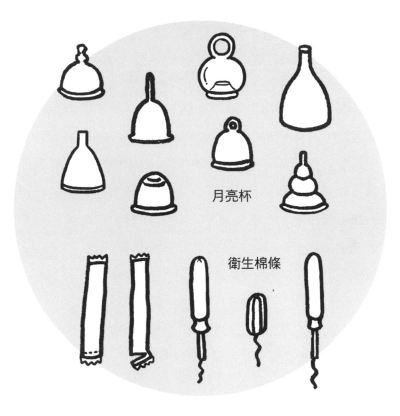

月亮杯

衛生棉條

　　很多女生在使用衛生棉後陰道和腹股溝都會出現紅腫、搔癢的情況。對於這些敏感體質女生來說，月亮杯不會對皮膚造成直接或間接刺激，可以說是一個非常安全的好選擇。此外，因為經血會裝入杯中，所以與傳統衛生棉相比，月亮杯也能讓女生免受異味的困擾。

目前，在很多學術會議上人們對月亮杯依然存在著很多爭議。陌生但好處良多的月亮杯，在使用時有哪些需要注意的事項呢？

　　最需要注意的是手部衛生。矽膠本身是不會滋生細菌的，也就是說，月亮杯本身不會導致細菌滋生，但是接觸月亮杯的手可能會傳播細菌。很多學者對因月亮杯使用不當導致的細菌感染及其感染途徑進行了研究。研究結果表明，在最初使用月亮杯的 3 個月中，手部常見的細菌大腸桿菌和金黃色葡萄球菌（Staphylococcus aureus）很容易引發感染。

　　在使用月亮杯約 6 個月後，使用者逐漸熟悉了月亮杯的使用方法，手部細菌引發感染的情況會明顯改善。也就是說，如果使用者能夠在置入月亮杯之前徹底清潔手部，然後熟練地完成置入過程，就大可不必擔心細菌感染的問題。

　　然而，由於月亮杯需要經由置入的方式使用，所以與衛生棉相比，使用者在一開始使用時還是有一定難度的。尤其對於沒有性行為經歷的人來說，初次置入時會有痛感。

　　月亮杯分為不同的型號，有運動量大時使用的型號，有月經血量大時使用的型號，也有適合初次使用者的型號等。這就需要我們先仔細瞭解這些不同型號的月亮杯，然後再進行選擇。另外，每個人的陰道長度不同，需要根據自己的陰道長度選擇月亮杯。

　　將月亮杯置入陰道內已經足夠可怕，選擇型號時居然還有這

麼多複雜的規則，這讓人覺得本來就很陌生的月亮杯變得更難以理解了。但是使用過月亮杯的人都表示絕不會再用讓人感覺潮濕難耐的衛生棉了，月亮杯簡直打開了一個新世界。

　　製作衛生棉需要砍去很多樹木，還會製造出很多垃圾，使用衛生棉時會有那種濕濕黏黏的感覺，以及衛生棉的用紙裡可能混入了某些合成物質……或許，在尋求更加安全的衛生棉之路上，月亮杯會越來越受到關注。

使用月亮杯的好處

❶ 可以在一定使用期限內反覆使用。
❷ 消毒後就能反覆用，不會對環境造成污染。
❸ 不會刺激外陰部的皮膚。
❹ 改善陰道內的乾澀症狀。
❺ 減少經期異味。

使用月亮杯的注意事項

❶ 月經杯按照大小、容量、強度、彈性等分為多種型號，使用者要謹慎選擇。
❷ 初次使用時可能會有痛感。
❸ 注意手部和月亮杯杯體的消毒。
❹ 在熟悉使用方法之前，使用月亮杯時會有不舒服的感覺。

Tip, Tip, Tip

婦科醫生都用
哪種衛生棉？

婦科醫生都用哪種衛生棉？

這是我最近經常聽到的問題。其實衛生棉不屬於藥品，婦科醫生也不會對其有更多的瞭解，所以只能給出：「看到哪個就買

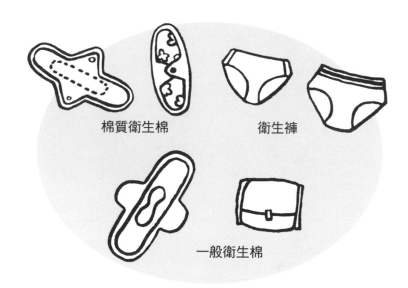

棉質衛生棉　　　　　　　衛生褲

一般衛生棉

哪個」這種不痛不癢的答案。雖然衛生棉跟月經有直接的關係，但我對它並不十分感興趣。

衛生棉廣告往往會圍繞舒適的使用感和超強的吸收力，以及除異味的功效等進行宣傳。而衛生棉中是否可能會含有環境荷爾蒙等有害成分，以及是否會由此導致月經不調和月經血量減少等無從查證。目前在全世界都找不到關於衛生棉是否對人體有害的明確研究結果。但由黏膜組成的女生生殖器官更容易流入有害物質。

婦科醫生教你如何正確使用衛生棉

❶ 如果發生經血滲漏，先檢查選擇的衛生棉大小尺寸是否合適。大部分側漏並不是由特殊姿勢造成的，而是由於衛生棉容量不夠導致的。

❷ 即便月經血量不大，也要保證 3 ～ 4 小時更換一次衛生棉，過長時間使用 1 片衛生棉容易使皮膚受到刺激。

❸ 當月經血量較大時，每 1 ～ 2 小時就需更換一次衛生棉，可以有效防止滲漏。

❹ 最好能夠大致掌握月經期間衛生棉的用量，以便經由衛生棉的用量來觀測月經血量的變化。

❺ 將衛生棉置於潮濕的環境當中容易導致衛生棉變質，應該將衛生棉收納在乾燥、密封的容器中，並嚴格按照有效期限內使用。

Tip,Tip,Tip

每月一次的月經是絕大部分女生都會經歷的事，所以衛生棉對女生來說是生活必需品。但世界上仍有很多女生身處於連衛生棉都用不起的困境當中，這需要當地政府和地方自治團體在使用衛生棉這件事情上給予女性經濟上的支援，為她們提供接受月經相關知識的受教育機會。希望世界上所有的女生健康都不再受到威脅，也希望社會能給予女生更多的尊重。

私密處脫毛，
真的比較乾淨？

Girls&Sex：Navigating the Complicated New Landscape 的作者 Peggy Orenstein 曾說過：「脫毛就是將私人空間變成公共空間。」當露腿的穿著風格開始盛行的時候，脫腿毛就隨之流行起來；在露出腋窩的穿無袖裝普及之後，除腋毛也變成了理所應當的事情。似乎在人們的意識當中（尤其是亞洲人），身體上長出長長的體毛就過於凸顯，女性也不夠完美理想，沒有體毛的光滑皮膚才被認為是美的，才是時髦的。」

那裡為什麼會長毛？

頭髮或者睫毛的毛髮並不會特別引起人們的注意，然而在青春期開始後，腋下和外陰長出來的毛髮卻總讓人覺得很奇怪。為什麼這些部位會長出毛髮呢？這些毛髮既不美觀，又沒什麼實際用途。直到成為醫學院學生後，我才知道陰毛[1]

也有它的用途。

　　陰毛可以有效地減少摩擦，而且與毛囊相連的皮脂分泌腺會適當分泌皮脂，這些都能保護私密處及皮膚。除此之外，陰毛還能保護毛髮下面神經細胞的敏感度，也能保溫和減少摩擦。

　　「私密處應該脫毛嗎？」

　　「私密處脫毛比較衛生嗎？」

　　隨著私密處脫毛的流行，越來越多的人來詢問這樣的問題。在診療過程當中我經常見到私密處已經脫毛的患者來看診，其中有一些患者正是因為私密處脫毛後皮膚出現了問題才前來。

　　私密處脫毛有哪些好處？我聽到患者最普遍的回答就是：「感覺變乾淨了，小便和經血不會粘在陰毛上，感覺清爽了許多。」另外，也有認為私密處脫毛可以有效預防陰道炎的說法。

　　然而，去除陰毛並不能減少或預防性病的發生。去除陰毛確實能夠預防陰虱的產生，但是尖性濕疣會在沒有陰毛的皮膚上加速擴散。因為尖性濕疣是在鱗狀上皮細胞[2]上繁殖的，而陰毛具有能抑制其繁殖的作用。

　　經期常會有血塊留在陰毛上，考慮到這一點，除掉陰毛似乎看起來更加衛生且有益健康，但是沒有了陰毛的隔離，沾滿經血的衛生棉就會直接與皮膚接觸，這樣危害更大。陰毛具有保護膜的作用，事實上私密處脫毛後的皮膚較容易產生灼熱感（Burning sensation）[3] 和搔癢症 [4]。

　　體毛確實會給人一種非常雜亂的感覺，而且陰毛呈捲曲狀，看起來就更不美觀了。其實過去在進行手術之前，消毒過程中會剔除體毛，目的是減少細菌感染，同時讓醫生的視野更加清晰。但最近有調查結果表明，體毛並不會造成手術中的細菌感染，所以現在手術之前不會將體毛全部剔除，只剔除影響視野的部分即可。如果實在難以接受長長的陰毛，可以用除毛剪刀稍加修剪。

　　雖然不太美觀，但對皮膚具有保護膜作用的陰毛最好不要去除。然而現今社會把私密處脫毛似乎也像腋窩脫毛一樣視作一種禮儀，這種現象實在讓人焦慮。

　　自然的才是最美的，也是最珍貴的。

2 | 鱗狀上皮細胞 (squamous epithelial cell)：是一種扁皮形狀細胞，是構成皮膚外層的細胞之一，具有保護作用。

3 | 灼熱感：像火燒一樣的感覺。

4 | 搔癢症：搔癢的症狀。

陰毛不用吹風機吹乾
會發炎嗎？

「吹風機只能用來吹乾頭髮！」你是否也見過這樣的警告標語？我曾在公共浴池裡見到這樣的標語後忍不住笑了。是有多少人在用吹風機吹其他部位的毛髮，才會有這樣的標語出現啊？

就像沖涼後用毛巾擦乾身上的水一樣，很多人會用吹風機把外陰吹乾。加上很多人認為外陰周圍潮濕會引發陰道炎和外陰炎症，所以洗完澡之後會習慣性地用吹風機吹乾陰毛。頭髮不徹底吹乾會產生頭皮屑和異味，同樣陰毛不徹底吹乾也會引發炎症，很多人大概都有著這樣的想法。

但是陰毛和頭髮不同，頭髮是從又厚又硬的頭皮上長出來的，而陰毛長在比臉部皮膚還柔軟、敏感的皮膚上，而且比任何一個部位的皮膚都脆弱，所以外陰部位的皮膚更加需要保持水分層和油脂層的穩定和平衡。

灼熱的風會破壞油脂層的平衡。雖然低溫、微風能夠在一定程度上減輕破壞程度，但自然風乾還是最有益於外陰部皮膚的處理方式。

所以再也不要讓吹風機靠近外陰了。自然風乾是最好的，或者使用按壓毛巾的方式吸乾外陰部位的水分就足夠了。

一定要用「私密處洗液」嗎？

　　洗臉要用洗面乳，那麼如果要想徹底清潔陰部，是不是也要使用私密處洗液？不使用私密處洗液，只用清水洗外陰，能洗乾淨嗎？

　　「哪種私密處洗液比較好？」
　　「一定要使用私密處洗液嗎？」
　　在婦科診療的過程當中，我經常會聽到這些問題。隨處可見的廣告和行銷語中除了關於私密處洗液的大量產品資訊，還充斥著很多誤導性的內容。
　　首先我們來瞭解一下健康的陰道狀態。在乳酸菌的辛勤勞動下，陰道一直保持著強酸性（pH4.5）環境。也正是因為如此，大小便之中和皮膚周圍的雜菌便很難侵入陰道。所以市面上很多產品都將宣傳重點放在「幫助陰道保持酸性環境」。而不同產品之間的差異僅僅在於是加入了綠茶提取物還是加入了其他天然萃取成分。也就是說，洗液的作用在於幫助陰道保持酸性環境，免

受外界細菌侵入。

　　那麼，不使用私密處洗液就會有陰道炎嗎？有很多陰道炎的患者都會問我：「是不是因為我沒用洗液，所以得了陰道炎？」

　　乳酸菌的作用是保持陰道內部適當的酸性環境，而月經和性行為等外部因素都會在一定程度上破壞這樣的生態環境。所以在性行為之後或者在月經結束之後，私密處都會散發異味。

　　然而人體經歷了千萬年的風雨，已經完成了高度進化。臨時被破壞的生態環境很快就會被新生的保護膜重新保護起來。除非有強大到乳酸菌無力抵禦的細菌侵入，否則單純的酸鹼度變化人體是可以自行克服的。所以即便不使用私密處洗液，我們也可以保持陰道健康。

　　但如果陰道炎反覆發作，或者陰道持續出血，再或者處於孕

期等特殊的情況下，借助私密處洗液來幫助陰道保持特定的酸度還是很有必要的。在經期結束後或在發生性行為後使用私密處洗液，可以幫助陰道恢復特定的酸性環境。就像各科目都依靠課外輔導的學生很難培養出很好的學習能力一樣，過度使用私密處洗液也會降低乳酸菌的自我淨化能力。反過來，就像在學習過程中有個別知識點理解困難或有些許跟不上進度時，借助課外輔導是可以幫助提升成績的，那麼在陰道炎反覆發作或者產後身體狀況欠佳的情況下，適當使用私密處洗液還是非常有幫助的。

經期可以運動嗎？

我曾經覺得在健身房或者游泳館辦卡非常不划算。

因為每次月經期間，每個月都有一個星期不能游泳，這樣算下來，只使用 3 周卻要交 4 周的錢。這也就意味著如果辦年卡的話，至少要浪費掉 4 個月的錢。我想任何女生都曾在經期猶豫要不要去運動吧？

經期可以運動嗎？如果只說結論的話，那就是「可以」，其實我們完全沒有必要因為月經調整運動習慣，但要注意根據經期的身體狀況來調整運動的強度。

經期會有大量血液流入子宮，這就是經期小腹脹痛的原因。強度過大的運動會讓這種身體不適的感覺加劇。所以在腹部脹痛感強烈的時候，儘量不要做皮拉提斯或者跑步這些會對腹部造成刺激的運動。

除非你的體質非常健康，否則大部分女生在經期都會有不同程度的眩暈和全身痠痛的感覺。經血是在集中時間內從身體中流出的一種血液，所以當月經血量比較大時，可以降低運動強度或

者暫時休息。騎自行車這類運動會對外陰造成強烈的刺激，同時對皮膚的強烈刺激也會引發痛感。

　　運動的關鍵是持之以恆，我們需要隨時根據自己的身體狀態來調整運動強度。月經讓我們每個月都會在一段時間內身體狀況不佳，這確實非常讓人沮喪，但俗話說「歇一拍才能走兩步」，希望大家能夠將運動堅持到底。

穿調整型內衣（功能性內衣）可以瘦身？

讓人窒息的美。

如果用一句話來形容調整型內衣，這句話再貼切不過了。從肋骨下方到大腿中間部位，調整型內衣能夠幫你隱藏贅肉，甚至還能塑造出凹凸有致的曲線，就連下垂的臀部似乎都翹了起來。只是調整型內衣真的會讓人喘不過氣來，而且價格也高得嚇人。

然而，無法呼吸根本擋不住愛美人士的腳步。常會有人因為「調整型內衣能夠矯正體態」、「調整型內衣能夠支撐腰部，進而緩解腰痛」這樣的說法而穿調整型內衣。我甚至還聽過「穿調整型內衣能夠幫助腹部減肥」的說法。想必是因為穿調整型內衣太緊、太不舒服，所以吃不下東西，才瘦了吧。

愛美之心，人皆有之，這無可厚非。但我覺得應該在充分瞭解之後，再決定是否選擇調整型內衣。從婦科醫生的角度來看，調整型內衣並不值得推薦。

穿調整型內衣時，腹部會受到非常大的壓力，子宮和骨盆腔內部血液循環不暢通，甚至還會引起骨盆腔淤血症候群和慢性

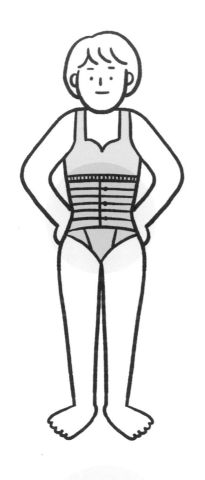

骨盆疼痛[1]，還有可能加劇經痛。調整型內衣讓皮膚長時間處於受強壓狀態，腹股溝和會陰等敏感部位皮膚會出現搔癢、刺痛感。此外，由於通風不暢導致汗液無法正常排出，潮濕的環境易滋生黴菌，造成感染。當然，並不是所有穿調整型內衣的人都會出現以上情況，但可以肯定的是，腹部和會陰長期受到擠壓對身體是非常有害的。

在某些特別的日子裡，在短時間內穿一下調整型內衣還是可以的。但如果長期穿，還是希望大家慎重考慮一下調整型內衣究竟會對我們的身體造成什麼樣的影響。

1｜慢性骨盆疼痛是指骨盆腔靜脈曲張導致的慢性下腹部疼痛。

女生也會「自慰」嗎？

　　在過去的傳統社會，男人表達自己的欲望會被認為是具有男性魅力的表現。相反，對女生來說，青春期性教育也只不過是對子宮和卵巢的簡單介紹，關於陰道和外陰的知識她們完全無從獲得，似乎妊娠和分娩就是女生性教育的全部內容。就連我，也是在月經開始之後才知道身體上有陰道這個部位，直到青春期才瞭解了陰道的用途。在女生的觀念裡，性欲和快感被忽視似乎是一件非常自然的事情，而性欲旺盛、追求快感的女生會被認為是奇怪的，甚至不健康的。事實上，想要保持健康的性生活，女性也要能夠感受到性的快樂。

　　「其實並沒有很享受，但還是裝作很快樂。」一位朋友這樣描述了她在性生活中的感受。其實這不是個別現象，很多女生都不知道怎樣在性關係中感受到快感，但又不得不裝作很興奮的樣子。請記住，發生性行為不僅僅是為了滿足單方的性需求。

無法感覺到性方面的快感在醫學上被認定為一種疾病，性欲低也一樣。所以感受到性方面的快感是非常正常的，尋找性敏感區、主動去感受性快感的自慰行為也是非常自然的現象。事實上，積極地去理解性，有助於形成性自主權、獲得性快感。

　　相較於男性，很多女生並不清楚自慰的方法。男性可以經由刺激龜頭感受快感，女生也可刺激陰蒂來體會性興奮的感覺。可以用手或者借助工具刺激陰蒂，最好可以做多種嘗試以找到適合自己的刺激方式。經由這樣的方法充分感受到性快感，健康的、正確的滿足性欲，進而獲得健康的性生活。

　　很多女生認為性行為只是為了維持與愛人之間的關係，她們感受不到性生活帶來的快樂，也完全無法感受性的珍貴，她們感受到的可能只有痛苦和心理負擔。

　　想要跟對方有性方面的接觸，我們需要比任何人都更了解自己。「知己知彼，百戰不殆」這句話在這裡也非常適用。只有瞭解了自己的快感，才能更好地瞭解對方和自己的關係。

小小提醒

女生的生殖器上面覆蓋的黏膜容易受傷，自慰時要特別注意手部和工具的清潔和衛生喔。

Tip, Tip, Tip

第一部分

我為什麼會這樣？
關於婦科的這些症狀

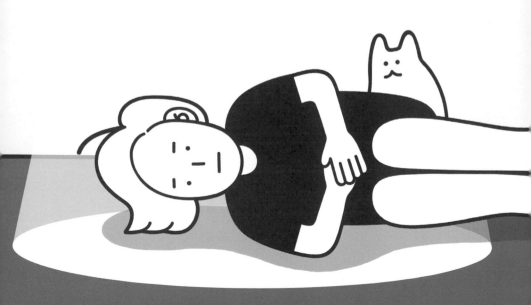

「月經」遲到了怎麼辦？

😊 「本來月經非常規律，這次卻沒有如期而來。雖然覺得奇怪，但也沒有特別擔心。」

「剛開始覺得晚一、兩天也沒什麼大不了的，結果不知不覺一個星期過去了，我該怎麼辦？」

這好像是種非常常見的情況。原本很規律的月經突然遲到甚至不到，這時我們應該最先考慮什麼呢？

❶ 是否懷孕

最先要考慮的是懷孕的可能性。即便只同房了一次，儘管你認為避孕工作做得很到位，也無法完全排除懷孕的可能性，最好還是確認一下是否懷孕了。因為沒有任何一種避孕方式是絕對安全的。

❷ 身體狀況

　　如果沒有懷孕，那麼就要檢查一下身體狀況了。當我們的身體正在承受巨大的精神壓力，或者營養不良時，排卵有可能推遲。待身體狀況恢復後，月經週期也會跟著恢復。

如果出現了以下情況

□失眠。
□精神壓力過大。
□突然開始運動。
□過度減肥導致體重發生較大的變化。

　　如果排除了懷孕的可能性，如沒有性生活或驗孕結果顯示陰性，那麼還需要繼續觀察多長時間呢？如果月經延遲了兩周還沒有來，是不是就需要去醫院接受檢查了呢？

　　記得我在 20 多歲時，當時正在為就業發愁，一位與我同齡的朋友就因月經延遲而苦惱不已。直到後來找到了心儀的工作，結束了那段擔心、焦慮到吃不下飯、睡不著覺的日子，她的月經才恢復正常。

　　我的大姐在瘋狂減肥的那段時間內也出現了類似的情況。每天只吃爆米花（譯者注：一種韓國傳統食品）和高麗菜，身材果然發生了相當明顯的變化，直到有一天她問我：「我的月經怎麼還不

來？」當時的我還只是一名住院醫師，我告訴她有可能是過度減肥導致的，並建議她適當多吃一些。大姐擔心身體會出現問題，所以重新開始正常吃飯，直到減下去的體重漲回來大概一半，月經週期才恢復正常。

這些都是我周圍的朋友和親人的月經延遲的經歷。或許你身邊也有，甚至你也可能親身經歷過。雖說精神壓力是萬病之源，營養不良會引起一系列的疾病，但是它們對每月一次的月經也會有這麼大的影響嗎？

當然。精神壓力、營養狀態、睡眠、運動及體重等都是對月經影響很大的因素，所以月經延遲可能是多種原因導致的。

所以，雖然月經延遲幾乎是所有女生都會經歷的情況，但是如果 3 個月以上沒有月經，或者月經週期延長到 2 個月一次甚至更久，而且這種情況持續的時間很長，那麼最好到醫院接受檢查，尋找原因。原因有可能是卵巢功能異常，也有可能是甲狀腺功能出現狀況或者出現腦部腫瘤。另外，雖然不太常見，子宮內膜[1]的粘黏也可能導致月經不來。

1｜子宮內膜通常到了排卵期會逐漸變厚，若是沒有懷孕則子宮內膜的外層就會脫落，形成經血排出。

月經的控制系統位於腦部深處（下視丘），排卵的信號

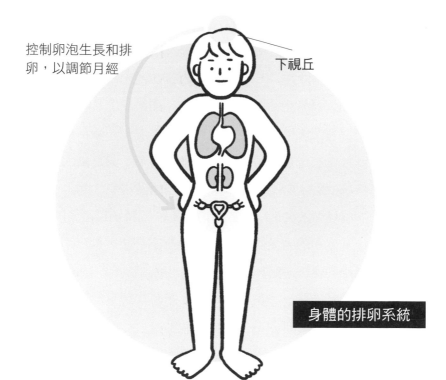

控制卵泡生長和排卵，以調節月經

下視丘

身體的排卵系統

也是從那裡發出的。人類作為高等動物，維持生命是最重要的。所以當精神壓力過大、睡眠不足、營養失調等這些對健康產生威脅的情況出現時，相較於排卵和月經等生殖活動，人體會將所有的精力都集中到生存上，也就是維持生命上。所以當月經遲遲不來時，我們就需要檢查一下身體是否處於過度疲勞的狀態，是否正在承受過大的精神壓力，或者處於營養不良的狀態。

當身體異常狀況超過 6 個月沒能恢復、月經延遲超過 6 個月時，請務必入院接受檢查和治療。不管原因是什麼，長期沒有月經可能會引起其他併發症，所以一定要即時就醫。

另外，如果日常生活沒有任何變化，卻出現了月經延遲，那麼需要確認這種情況是偶然發生還是反覆出現。一般情況下，月經會在 2 個月左右恢復正常，如果 3 個月甚至 3 個月以上沒有月經，最好趕快就醫。原本每月一次的月經偶爾出現 2 個月一次的情況，在下個月又恢復正常，這種情況不需要特別擔心。

每月一次的月經會給女生帶來很多的不方便，但它卻是我們身體健康發出的信號，是一種不可或缺的人體活動。我們對月經的態度應該「好一些」，在每次來月經的時候認真記錄週期和月經血量，給它更多的關心。

需要立即就醫的情況

❶ 月經週期超過 45 天，而且週期逐漸變長。
❷ 超過 3 個月沒有月經。
❸ 月經週期由原來的 1 個月一次拉長到 2 個月一次，之後月經週期拉長的現象反覆出現。

Tip, Tip, Tip

不是經期卻總是出血

😟 「月經都結束一個星期了，卻突然在內褲上發現了血跡。」

👩‍⚕️ 「平時月經正常嗎？」

😟 「正常。但是上個月月經結束幾天之後發現有點出血，這個月又發生了這樣的情況。血量比上個月還多。」

👩‍⚕️ 「最後一次接受子宮頸癌篩檢是什麼時候？」

😟 「去年。我記得一切正常。」

👩‍⚕️ 「好的。因為出現了非常規出血[1]，我先幫你檢查一下子宮頸，然後再用超音波檢查一下子宮。」

....

不在經期，內褲上卻發現了血跡，這種偶然出現的情況是不是可以不用在意？就像人在疲勞的時候偶爾會流鼻血一樣，陰道出血是不是也沒什麼大不了呢？

1 | 非常規出血是指非月經週期內出血，而且出血量異於經期出血量的症狀。

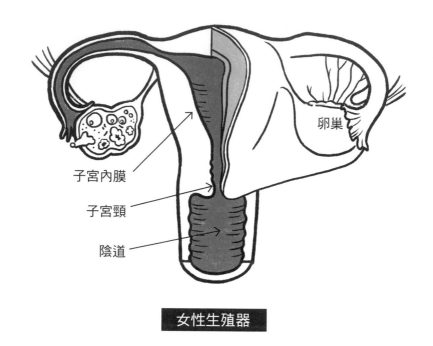

子宮內膜

子宮頸

陰道

卵巢

女性生殖器

不是的。作為婦科醫生，我認為在非經期出現的不正常的陰道出血是一種非常複雜的症狀。

單純的身體狀態不佳也可能導致這種症狀出現。但是如果是比較嚴重的陰道出血，就可能與子宮內膜癌等疾病相關。

原因是多種多樣的。性行為引起細菌感染導致的子宮頸上皮癌前病變、滴蟲感染或生殖道披衣菌感染也可能引發出血症狀。此外，子宮頸瘜肉[2]或者癌症也會導致陰道出血。所以一旦出現

了不正常的陰道出血，一定要先進行子宮頸檢查，然後再檢查一下更深處的子宮是否也出現了出血症狀。

如果不是子宮頸，而是子宮內出血的話，很可能是由子宮內膜瘜肉或者子宮內膜增生等疾病導致的。雖然很少見，但是少數年輕女生也會患子宮內膜癌，從而出現非正常的陰道出血症狀。

有人覺得陰道出血與疲勞時流鼻血的情況類似。然而，鼻血是從鼻腔裡流出來的，而陰道出血並不是陰道本身出現了出血現象，而可能是與陰道相連的子宮出現了問題，所以要特別注意子宮的健康狀況。

2｜子宮頸瘜肉是指子宮頸表面上突起的贅生物。

性行為後為什麼會出血？

記得那是剛剛過了 30 歲的時候，大學同學打來電話。

😊 「和最近才開始交往的男朋友發生性關係後內褲上總是有血跡，而且不止一次出現這種情況……為什麼會這樣？」

👩 「嗯……你接受子宮頸癌篩檢了嗎？」

😊 「沒有，沒有做篩檢。因為在他之前我只交過一個男朋友，你也知道，在他（第一個男友）之後我就沒有再交過男朋友，所以我覺得也沒有必要做篩檢。怎麼了？很嚴重嗎？難道不是因為太久沒有性生活才會這樣的嗎？」

👩 「不管怎麼說，最好儘快到婦科門診來接受子宮頸癌篩檢。」

....

檢查結果是嚴重的子宮頸細胞異常 [1]。雖然不是子宮頸癌，但如果再拖延，很有可能發展成癌症。即使只和一個異性發生過性關係，也可能會出現子宮頸細胞病變（增生）。

在患者因性行為後出現出
血而入院檢查時，醫生都會先
檢查子宮頸情況。在性行為的
過程中，男性的陰莖與女生的
子宮頸表面發生接觸，此時如
果子宮頸狀態非常健康，是不
會出現特別的症狀的。但是如

果子宮頸因發炎出現糜爛的情況，或者有子宮頸細胞異常之類的
細胞病變，即便是輕微的接觸也會導致出血。所以如果在性行為
後陰道出現出血，一定要及時到婦科門診接受子宮頸相關檢查。

此外，如果子宮頸沒有問題卻出現了出血，有可能是由子宮
收縮引起的。在發生性關係時，性高潮會引起子宮收縮，這時部
分子宮內膜脫落，出現出血現象。在月經前或排卵前這樣的子宮
內膜增厚且不穩定的日子裡發生子宮收縮時，都會引發不正常的
陰道出血，這時要用超音波檢查子宮內膜、子宮及卵巢，如果當
時沒有什麼特別的問題，那麼需要觀察一段時間後再進行複檢。

性行為又不是一個人的事情，為什麼這些情況只有女生才會
遭遇呢？這實在讓人覺得委屈。從生理結構的角度來說，組成男
性生殖器的陰莖和陰囊屬於外生殖器，而女生的生殖器官則屬於
內生殖器，陰道及子宮的「內置結構」決定了這種情況只發生在
女生的身上。再加上被稱作「子宮的蓋子」或者「子宮的起點」

的子宮頸部位很容易感染炎症或發生癌變，所以在發生性行為後如果出現不正常的陰道出血，一定要第一時間到醫院接受婦科檢查。

體重突然急遽增加，
月經也不規律了

「月經不太規律，這算是問題嗎？」

「從什麼時候開始月經不規律的？」

「高中的時候月經不太規律，後來過了 20 歲就好轉了。然後從去年夏天開始，月經週期越來越長，最近已經 3 個月沒有月經了。」

「完全沒有懷孕的可能性嗎？」

「是的，絕對不可能，還沒有過性生活。」

「有沒有因為哪裡不舒服服用過藥物，或者吃過保健品嗎？」

「沒有，沒吃過什麼藥。」

「有沒有因為精神壓力過大出現失眠等情況……或者最近有沒有出現體重突然發生變化的情況？」

「啊！有，最近一年我胖了 10 公斤，真的很奇怪。我一直在減肥，但越減越胖。難道是因為發胖所以不來月經？」

體重突然增加會給月經帶來負面的影響[1]。因為在身體突然發胖時，受脂肪細胞的影響，胰島素無法發揮原來的作用。胰島素是一種可以控制血液中葡萄糖含量作用的荷爾蒙，肌肉和肝臟中的脂肪堆積會影響胰島素接收信號。而胰島素的作用不僅僅是控糖，也會對排卵有一定的影響。

1｜體重增加是多囊卵巢症候群最常見的發生原因。雖然不能說肥胖 100% 是因多囊卵巢症候群造成，但肥胖的人通常更容易罹患多囊卵巢症候群。

在每個月的排卵過程中，胰島素會有促進作用。如果胰島素不能正常發揮作用，那麼每個月培育的卵泡就不能順利成熟，卵巢中就會同時出現幾個發育不良的卵泡。大腦持續發送信號，但卵巢中沒有一個發育成熟的卵子可以排出。

問題不僅止於此。胰島素不能充分發揮作用會導致身體進一步發胖，這就變成了是雞生蛋還是蛋生雞的問題，無法正常排卵和體重突然增加互為因果，成為一個惡性循環。這就是「發胖後月經就沒有了，努力減肥卻越減越肥」的原因。人體不能正常進行代謝活動，所以導致這種現象出現，需要重視並積極應對。

盲目節食是不可能獲得良好減肥效果的，這會讓我們的身體

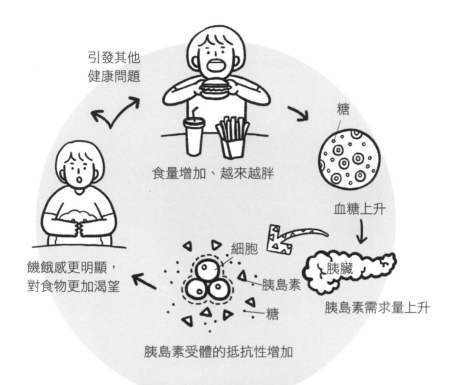

引發其他
健康問題

食量增加、越來越胖

糖

血糖上升

饑餓感更明顯，
對食物更加渴望

細胞

胰島素

糖

胰臟

胰島素需求量上升

胰島素受體的抵抗性增加

體重增加與胰島素阻抗的惡性循環

更積極地儲存脂肪。我們應該採用運動結合科學飲食的方法，增加肌肉含量，達到全身減脂。

　　努力減肥卻越減越肥，或者月經週期持續不規律，一定要及時就醫。可以經由服藥的方式調節胰島素的阻抗性和排卵障礙。

體重突然急遽下降，月經也不規律了

已經一年沒有來月經了。

一位 30 歲的女生患者接受了超音波檢查。子宮大小低於平均值，子宮內膜也很薄，兩側的卵巢沒有什麼問題。

「醫師，我什麼時候月經才會來呢？」

「很難說，經由超音波檢查完全沒有發現月經的徵兆，需要再找一下原因。」

「正說著話，我無意間看到了這位女生患者的手臂。穿著短袖 T 恤的她，手臂細得出奇。」

「你可真瘦啊。體重大概是多少呢？」

「身高 165cm，體重 43 公斤。」

「太瘦了！你需要增重。」

「不，我大腿上有很多肉。我一直在減肥，之前體重一直在 48 ～ 50 公斤，直到 2 年前才減到現在這個程度。」

「減肥？你是運動還是節食呢？」

「我吃得挺少的。別人一頓飯的飯量，我會分成一日三餐來

吃。不這樣根本減不下去。」

荷爾蒙檢查結果顯示，與月經相關的荷爾蒙整體都處在偏低的狀態。原因就在這裡－體重偏低。體重和月經又有什麼關係呢？

如前文中我提到過，在營養不良的情況下，人體將所有的能量都用於維持生命，月經自然就沒有了。

我和患者說：「嘗試一下增重怎麼樣？只有這樣才能讓月經恢復正常。」

「我這麼辛苦才減成現在這樣，你讓我增重？不行啊……能不能 2 ～ 3 年之後再增重？我，我真的想擁有模特兒般的身材，拼了命才減肥成功的。」

她猶豫了一會兒，又問了一句：「目前沒有月經，所以也沒有經痛的煩惱，也沒有哪裡不舒服，能不能先不增肥？」

每個月一次的月經並不只是單純出血，它還有更重要的意義。如果與月經相關的荷爾蒙不能正常分泌，不僅無法生育，連骨骼、皮膚、血管等都會受到損傷。過度減肥導致遲遲沒有月經，這是身體健康正在受損的信號。

但是我沒有對這位女生患者說：「這樣減肥對身體健康的危害太大，你需要馬上增重」，因為我知道，女性對苗條身材的渴望是不可能突然就消失的。這種情況往往需要借助心理輔導，讓患者首先能夠接受正常的體重。通常婦科醫生在處理這種整體荷

爾蒙不足的情況時，會建議患者服用荷爾蒙和預防骨質疏鬆的鈣及維生素 D，但這並不是能夠從根本上解決問題的方法。即便服用藥物和營養劑，患者對於消瘦身材的渴望若還是無法改變，還是會出現過度減肥的情況，結果還是一樣。

　　曾幾何時，我也追求過這種消瘦的身材，儘管媽媽一直跟我說，健康的身材才是漂亮的身材。那時的我已經很苗條了，但還是希望能再瘦一點，總覺得只要比現在哪怕再瘦一點點，也會變得更好。直到現在我才明白，其實真正的魅力並不來自於消瘦的身材，而在於健康的身心。

私密處為什麼會特別癢呢？
好難受⋯⋯

　　這是我最常聽到的問題之一，也是最難回答的問題，因為造成私密處搔癢的原因實在太多了。要想弄清楚搔癢的原因，需要先弄清楚讓人搔癢難耐的究竟是哪個部位。

❶ 經期過後整個外陰搔癢

（😷）「好像是從 3 個月之前開始的，月經過後特別癢。」

（👩）「整個外陰都感覺癢嗎？還是只有某一個特定的位置癢？」

（😷）「好像整體都癢癢的，開始只是癢，從昨天開始還有些刺痛感。」

（👩）「上個月呢？」

（😷）「上個月也是又癢又疼，過了一個星期就好了。」

（👩）「最近有沒有更換衛生棉品牌，或者穿緊身的褲子？」

　　月經結束後整個外陰出現搔癢或者紅腫的情況。一般 5 天之

後這種症狀就會自然消失，但是下一次月經後還是會出現相同的情況。

這很有可能是由衛生棉引起的接觸性皮膚炎，顧名思義，就是衛生棉表面刺激皮膚導致的過敏症狀，通常只要塗抹濕疹軟膏就可以緩解症狀。最好換一個品牌的衛生棉，或者改用月亮杯、衛生棉條等對皮膚刺激較小的產品。

❷ 尿道口或恥骨周圍搔癢

「恥骨周圍特別癢，陰道分泌物沒有增多，也沒有異味。」

尿道口、恥骨周圍出現搔癢症狀，持續幾天後會自然消失，但容易反覆，高機率是由皮膚受到刺激引起的。該部位的皮膚褶皺較多，屬於環境比較潮濕的部位，稍微乾燥點就會引起搔癢症狀出現。

建議不要穿著過於緊身的內褲，應該選擇透氣、寬鬆的純棉內褲。緊身的牛仔褲也盡量不要穿。如果搔癢症狀依舊得不到緩解，或者搔癢部位的面積逐漸擴大，請盡快就醫。

❸ 外陰出現硬硬的突起，而且有搔癢症狀

「外陰很癢，而且能摸到硬硬的東西。」

👩「從什麼時候開始的？」

🧑「有一個星期了……好像還長出了很多像粉刺一樣的東西。」

··

外陰出現搔癢症狀，而且能摸到硬硬的突起，這種情況有可能是尖性濕疣。起初是很小的突起，隨後面積逐漸變大，變得更癢，經由組織檢查可以確認是不是尖性濕疣。

這種情況下需要採取的措施只有一個，儘快去婦科門診就醫。如果放任不管，只會讓患處面積變得更大。

❹ 白帶異常且伴隨搔癢

🧑「一個星期之前開始出現搔癢症狀，分泌物也很多。」

👩「有異味嗎？」

🧑「異味倒沒發覺，就是有像豆腐渣一樣的分泌物。」

··

外陰出現搔癢症狀，而且出現白帶異常，這種情況需要及時就醫。有像豆腐渣一樣的白帶可能是念珠菌陰道炎（Candida vaginitis），有腐臭的魚腥味可能是滴蟲性陰道炎（Trichomonas vaginitis），或者細菌性陰道炎（Bacterial vaginosis）

❺ 整個陰部的搔癢症狀持續 6 個月以上

🧒 「我的外陰很癢。」

👩 「整個外陰都癢嗎？從什麼時候開始的？」

🧒 「是的，整個都癢……已經很長時間了。大概從一年前開始的，一直想來醫院看看，一直沒時間，結果拖到現在才來。」

....

　　外陰搔癢的症狀持續 6 個月以上也是常見的一種情況，甚至有的患者在症狀持續 1 年或者 2 年後才到婦科醫院就診。可能是因為對這種搔癢症狀不以為然，也可能是因為覺得難為情，經常有患者直到病情非常嚴重了才來就診。其實一旦搔癢症狀持續出現，就應該入院尋求醫生的幫助。長時間的搔癢會導致皮膚顏色發白，甚至引發其他疾病。這種情況應該到婦科接受組織檢查，可能是外陰硬化性苔蘚（Lichen sclerosus）[1] 或鱗狀上皮細胞增生（Squamous cell hyperplasia）[2]、雖然很少見，但也有可能是外陰癌（Vulvar cancer）[3]。

1｜外陰硬化性苔蘚
指外陰皮膚褪色成
白色，皮膚變薄且
發亮，伴隨著持續
的瘙癢症狀。

2｜鱗狀上皮細胞增
生指角質層變厚，
出現白斑，伴隨著
持續的瘙癢症狀。

3｜外陰癌是指外陰
發生癌變，伴隨著
持續的瘙癢症狀，
皮膚形態也會發生
變化。

私密處刺痛難忍，
是生了什麼病？

❶ 27 歲女生病例

「私密處搔癢刺痛。這位患者沒有發生過性生活，小陰唇和大陰唇都有紅腫症狀，不是陰道炎，而是外陰濕疹。

❷ 35 歲女生病例

這位患者因為月經結束之後外陰搔癢不適來院就診，有正常的性生活，分泌物增多，擔心患上了陰道炎。這位患者得的也不是陰道炎，而是外陰濕疹。

因為外陰搔癢刺痛來院就診的患者非常多。雖然有相當一部分患者因為念珠菌陰道炎等出現了分泌物增多的症狀，進而導致出現外陰濕疹，但沒有患陰道炎、只是得了外陰濕疹的情況也很多。月經結束後、劇烈運動後，以及天氣炎熱的夏天都是外陰濕疹多發期。這種濕疹並非由外部侵入的細菌引起的，而是皮膚自身出現的濕疹反應。

那麼，為什麼偏偏外陰容易出現濕疹呢？除了手部（如我們比較熟悉的主婦濕疹，即富貴手），人體的很多部位都很容易出現濕疹。而外陰長時間覆蓋著內褲，並且會分泌汗液和其他分泌物，所以更容易出現濕疹。

　　得過濕疹的人一定非常清楚濕疹很容易反覆，難以根治。所以治療一般比較傾向於緩解症狀，而不是根治。外陰頻繁出現腫脹、搔癢、刺痛等症狀，可能是由外陰皮膚受到某種刺激，導致皮膚無法正常呼吸所造成的。想要緩解症狀，需要塗抹能夠鎮定皮膚的軟膏，並排除刺激皮膚的因素。如果平時喜歡穿緊身的衣服，那麼還需要調整穿衣習慣，儘量選擇舒適、透氣的衣物。如果在經期時常受到外陰濕疹的困擾，那麼可以嘗試換一種衛生棉，如果效果不理想，就可以嘗試使用對皮膚刺激更小的月亮杯或者衛生棉條。身材肥胖的女性皮膚褶皺較多，褶皺處的皮膚由於通風條件較差，也容易出現濕疹，所以控制體重也非常重要。

　　潮濕的環境容易引發濕疹，而環境過於乾燥也會對皮膚產生刺激，導致皮膚出現一系列症狀。為了保護皮膚，儘量避免使用吹風機吹乾皮膚，自然風乾就好。

會陰抽痛腫脹，
是發生什麼事了？

「從昨天晚上開始，下面有一種脹脹的感覺。想著應該沒什麼大事，結果第二天早上醒來以後，感覺比前一天更疼了。心裡覺得奇怪，就檢查了一下疼痛的部位，發現有很明顯的紅腫症狀。因為上午太忙，打算下午再去醫院做檢查，沒想到腫脹更加嚴重了，根本坐立難安。到了醫院做了檢查，被診斷為巴氏腺囊腫。」

巴氏腺囊腫（Bartholin cyst）又稱前庭大腺囊腫。曾患此病的人應該有過這樣的體會：會陰突然脹痛難忍，讓人手足無措。

巴氏腺（Bartholin's gland）又稱前庭大腺，位於陰道兩側，正常情況下會分泌防止細菌侵入陰道的黏液。這種黏液在發生性行為時還具有潤滑的作用。但陰道、肛門等部位周邊的細菌一旦侵入腺體內部，引發炎症，腺體就會產生膿液，出現腫脹，並伴有痛感。膿液越多，腫脹感就越明顯，這就是巴氏腺囊腫的症狀。

如果只有腫脹感，沒有痛感，可以不用接受治療。但如果腫脹感明顯，由膿液堆積引發的壓迫感嚴重，則要將該部位切開，清除膿液，然後配合消炎藥物進行治療。

這裡需要注意的是，巴氏腺囊腫是無法透過服藥在短時間之內治癒。即便服用藥物，也會在一段時間之內出現發炎反應，產生膿液。這種情況下需要將巴氏腺化膿的部位切開，去除膿液，並（在一定時間內）保持傷口開放的狀態，目的是及時將膿液引流，然後服藥 5 ～ 7 天即可痊癒。

另外，發炎後會留下疤痕，所以治療後會有輕微的腫脹，但數月後會自然消失。

外陰疼痛 (vulvodynia)

指沒有特別的病因，外陰持續出現痛感 3 個月以上。這種疾病被正式命名的時間並不長。1980 年有了最早的對外陰劇烈疼痛的症狀的記載，當時將這種症狀稱作灼熱症候群 (burning syndrome)，現名為外陰疼痛。

外陰疼痛患者的外陰部位一般會出現灼燒感或者類似刀割的痛感，以及搔癢等症狀。性行為可能會導致症狀加劇。

外陰疼痛以比較年輕的患者居多，35 歲之後會有明顯好轉，發病率大概是 8 ～ 15%，但實際上大部分人在出現症狀之後都不會選擇直接就醫。

Tip, Tip, Tip

私密處為什麼會
散發出難聞的味道？

「私密處總有一股難聞的味道。」

「有一股酸酸的味道，怎麼會這樣？」

很多人都會因為私密處有異味來婦科就診。有異味是疾病嗎？頭髮、頭頂、腋下，甚至人中都會有各自獨特的氣味，我們對外陰是不是太苛刻了？

外陰的環境潮濕，而且有分泌物，會散發出味道是在所難免的。有味道不等同於有問題，適度的酸味是非常正常的體味。

那麼，什麼樣的味道是不正常的呢？什麼情況下需要去醫院就診呢？如果得了陰道炎，外陰會散發出什麼樣的味道呢？

外陰周邊的乳酸菌有防止細菌侵入、幫助維持酸性環境的作用，一旦乳酸菌的活性降低，皮膚周邊的雜菌就變得活躍起來。外陰周圍的細菌多為厭氧菌（Anaerobic bacteria）[1]，所以在代謝的過程中會散發出一種特有的酸味。

蛋白質在分解時發出的味道也被稱作「魚腐爛的味道」，所以比平時的體味更難聞一些。罹患陰道炎時即便不仔細聞，在換

內褲的時候或者發生性行為時也能聞到明顯的異味。這種情況下最好到婦科門診就醫，如果需要的話可以使用藥物進行治療。

相信每個人都希望自己身上散發出像花香一樣的清新味道，難聞的體味確實會讓人手足無措。然而產生這種味道的原因並不是不良的衛生習慣，而是疾病。這時候我們應該意識到是「陰道免疫系統出現了問題」，而不是「應該洗得更乾淨些」。

很多女生對身體自然散發出的味道也不能接受，雖然被告知「這是身體本該有的味道」，但她們還是希望不要有任何氣味，這樣的味道讓她們很不自在。但只要活著，身體就會發出各種各樣的味道。

1｜厭氧菌（Anaerobic bacteria）在指在無氧環境中生存的細菌，與有氧菌不同，其在無氧環境下可分解有機物。

最近白帶增多，
會不會有問題呢？

😟 「白帶特別多，會不會出了什麼問題？」

👩 「有沒有異味，或者搔癢症狀呢？」

😟 「不癢。味道我沒有仔細聞，不太清楚……啊，好像有一點
　　酸酸的味道，但是不明顯。」

👩 「我幫你檢查一下。」

　檢查後

😟 「白帶沒有異常。」

👩 「那麼白帶為什麼突然增多了呢？外陰總是濕濕的很不舒
　　服。有沒有藥可以根除白帶？」

....

　　很多人都很好奇為什麼女生身體會產生白帶。就像感冒了會
流鼻涕一樣，有白帶是不是也代表身體出現了問題呢？

　　被稱作「白帶」的這種分泌物，不只陰道能分泌，子宮、子

排卵日	排卵日後 2~3 天	月經後
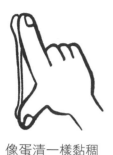	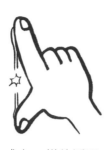	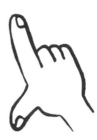
像蛋清一樣黏稠	成水一樣的透明狀，黏稠度低	牛奶色，不黏稠

排卵期和經期的白帶形態

宮頸和子宮內膜也會分泌。尤其是陰道，陰道是連接身體內部的通道，為了防止有害菌侵入人體，陰道周圍有很多像乳酸菌一樣的微生物。這些微生物合成在一起，便成了白帶。

雌激素指數升高會導致白帶增多，所以排卵期或者月經之前都會出現白帶增多的現象。當女生精神壓力過大或者免疫力降低時，厭氧菌會加速繁殖，這時候陰道壁會分泌黏液來阻斷細菌侵入。這是陰道的一種自我淨化功能，在有害菌大量繁殖的時候，白帶量也會隨之增多。也就是說，荷爾蒙、精神壓力和細菌感染

都會成為影響白帶氣味、分泌量及黏稠度的因素，所以這些變化其實是體內生態系統活躍的表現，不需要過度擔心。白帶量會自然恢復正常，不需要就醫。

但是如果白帶有類似魷魚腐爛的味道，並且味道十分明顯，就要特別注意了，很有可能是由陰道炎引起的。如果白帶呈豆腐渣狀，並伴有搔癢症狀，就有可能患了念珠菌陰道炎。如果白帶呈深黃色，並且氣味難聞，則可能患了細菌性陰道炎，需要及時就醫。

正常的白帶性狀

❶ 在排卵期之前，量增多、像鼻涕一樣的白帶。
❷ 在月經結束之後，量增多、呈乳白色的白帶。
❸ 粘在內褲上的、發出輕微酸味的白帶。

需要就醫的白帶性狀

❶ 散發出非常難聞的味道的白帶。
❷ 伴有搔癢症狀的白帶。
❸ 像豆腐渣一樣的白帶。
❹ 量多到可以大面積浸濕內褲的白帶。

Tip, Tip, Tip

怎麼剛去過廁所又一直想去？

（😊）「總是感覺想要小便，剛去過廁所沒多久就又想去。」

（👩）「從什麼時候開始的？」

（😊）「好像是從 2 年前開始的。」

（👩）「還有沒有其他的症狀？比如，小便的時候小腹痛，或者下面有痠麻的感覺。」

（😊）「好像沒有。」

（👩）「有沒有想要小便，去廁所的途中出現漏尿的情況呢？」

（😊）「沒有，但是每隔一小時都要去一次廁所才能安心。所以根本沒有辦法坐公車去稍遠一點的地方，總擔心途中想上廁所。起夜也很頻繁……大痛苦了。」

（👩）「是第一次來醫院就診嗎？」

（😊）「不是。2 年前因為膀胱炎偶爾會吃藥，當時確實有些效果，小便疼痛的症狀緩解一些，但頻尿還是老樣子。」

膀胱炎（cystitis）是由小便或尿道口的細菌引起的炎症。膀胱的容積大概是 500 毫升，尿量達到 200 毫升以上就會感覺到尿意，一般情況下尿量達到 300-400 毫升即可排尿。在小便量達到一定數值後，膀胱黏膜神經就會刺激膀胱肌肉，形成排尿過程。

如果膀胱黏膜出現炎症，就會頻繁想要小便，並伴有尿痛症狀。嚴重時小便會帶血。

因為是膀胱裡面出現的炎症，所以不太容易造成全身發熱，也不會輕易擴散。女生的尿道比男性要短一些，所以小便或者糞便中的細菌會更容易侵入膀胱造成感染，患膀胱炎的可能性也就更高，但若服用抗生素即可好轉。

那麼前面病例中的患者為什麼患膀胱炎長達 2 年？如果在膀胱炎完全治癒後仍有頻尿 [1] 症狀，但沒有小便疼痛 [2] 症狀，則可能是膀胱過動症（Overactive bladder syndrome）。

膀胱過動症，就是膀胱過於敏感的症狀。膀胱黏膜變得非常敏感，所以很少的尿量都會造成很強烈的、難以忍受的感受，就一直出現想解尿的症狀。至於為什麼會出現這樣的情況，我們很

1 ｜ 頻尿是指頻繁有想排尿的感覺。

2 ｜ 小便疼痛是解尿時會有灼熱且刺痛的症狀。

難給出準確的答案。膀胱炎、陰道炎、精神壓力、用藥都可能成為誘因。所以膀胱過動症沒有效果顯著的治療方法，只能經由不斷地改善生活習慣，再加上服藥進行治療。

在這種情況下，去廁所的次數並不會隨著飲水量的減少而減少。每天喝足 8 杯水反而有助於緩解膀胱緊張和炎症。當然，減少精神壓力、讓身體放鬆也是非常必要的。

寫排尿日記也是一個非常不錯的辦法。多喝水，在最大限度地減少精神壓力的狀態下，儘量拉長如廁間隔。如果原本是一個小時去一次廁所，那麼嘗試把間隔時間適當拉長一些。如果已經適應了 2 小時去一次廁所，那麼就努力嘗試將 2 小時延長至 3 小時。

可調整喝咖啡的習慣，適當減少咖啡攝入量。咖啡本身就有利尿的作用，所以如果原本就患有膀胱炎，再喝咖啡就好比火上澆油。

另外，結實的膀胱肌肉才能更好地控制小便。多做提肛運動和收緊會陰對於治療膀胱炎有一定的幫助。在運動時，長時間地保持收緊狀態比反覆收緊、放鬆的效果更好。強化膀胱和尿道周邊盆腔內的肌肉，可以有效改善膀胱過動症。如果無法自主進行提肛訓練，可以到醫院接受生物回饋治療。生物回饋治療不僅可以記錄會陰位的肌肉收縮的強度，還可以幫助運動。

「為什麼偏偏我會頻尿？」

「為什麼我會有這些症狀？」

很多人都會有這樣的疑問，膀胱過動症是不分年齡的，而且年輕女生的發病率很高。膀胱過動症不但會給我們的日常生活帶來很多不便，也會引起一些心理上的問題。膀胱過動症經由自我調節很容易治癒，雖然病情可能會出現反覆，但逐漸改善生活習慣一定能有明顯的治療效果。

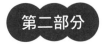

第二部分

我想知道更多的
婦科知識

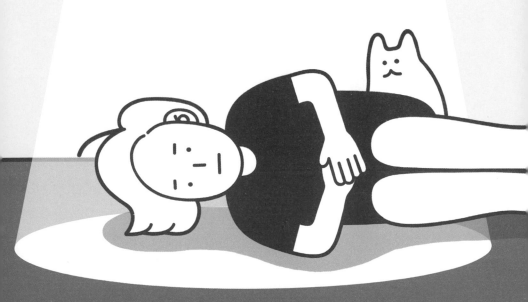

只要體外射精，
就不會懷孕了吧？

避孕的方法和原理

① 阻止精子進入子宮的避孕方法：保險套、避孕環等。

② 阻止排卵的避孕方法：避孕藥、避孕針、易貝儂 Implanon（皮下植入避孕器）等。

關於避孕的常見誤解

「體外射精也是一種避孕方法。」

「避開排卵日進行性行為就不會懷孕。」

「在性行為後使用殺精劑就不會懷孕。」

這些都是誤解。

這些錯誤是可以避免的，讓我們一起來仔細瞭解一下。

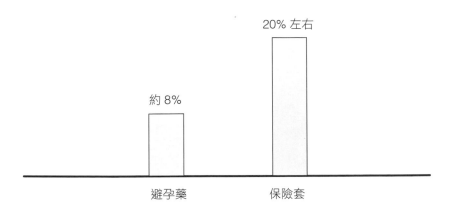

錯誤使用藥物與保險套而懷孕的風險

20% 左右

約 8%

避孕藥　　　　　　保險套

圖片出處：保健福利部，大韓醫學會

※ 當正確服用避孕藥時，避孕失敗的機率是 2%，圖中表示的是錯誤服藥時的資料。
※ 當正確使用保險套時，避孕失敗的機率大概是 10%，圖中表示的是錯誤使用保險套時的資料。

用了保險套
為什麼還是懷孕了？

作為婦科醫生，我也經常會做一些關於性生活的諮詢。一位男性朋友曾向我傾訴過這樣的苦惱：與女朋友發生了性關係，偏偏正巧趕上女朋友的排卵期，雖然使用了保險套，但女朋友還是很擔心。所以他想知道保險套的避孕成功率到底有多高，另外，怎樣才能讓女朋友安心。

「保險套沒有破損或者滲漏吧？」

「有，我檢查過了。保險套難道不能夠 100% 避孕嗎？」

「並不是 100%」

幾年前，醫院來了一對不會用保險套的情侶。從 3 個月前開始，他們在發生性行為的時候都會使用保險套，女生表示私密處有異味，而且有些不舒服。為了確認她是否患有陰道炎，我給她做了陰道超音波[1]檢查，卻發現她

1｜陰道超音波是用於檢查陰道內部和子宮頸的儀器。

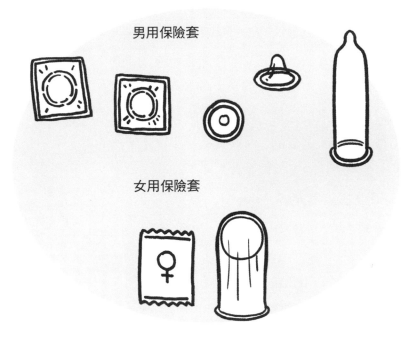

男用保險套

女用保險套

的陰道裡居然有六個保險套。當我詢問這究竟是怎麼回事時,他們告訴我,因為不知道保險套的用法,所以在每次發生性關係前,都會放一個保險套在女方的陰道裡。

說到避孕,我們最先想到的應該就是使用保險套了。因為使用保險套是最簡單方便、又不會對男女雙方的身體造成傷害的避

孕方法。但實際上不使用保險套的人也有很多，因為使用保險套會破壞氣氛，也會在一定程度上降低興奮感。

使用保險套避孕失敗的機率是 2～15%，發生性關係時保險套破損，或者保險套存在品質問題都會導致避孕失敗。不正確地使用保險套同樣不能安全避孕。雖然也有很多正確使用了保險套也沒能成功避孕的案例，但準確掌握保險套的使用方法還是非常有必要的。令人遺憾的是，有調查結果顯示，無論男女，不熟悉保險套使用方法的人其實非常多。

要根據陰莖的大小選擇保險套，使用時儘量讓避孕套套住整個陰莖。保險套的作用不僅僅是阻止精子移動，還要防止皮膚和體液的直接接觸，所以只套住龜頭是沒有意義的。在發生性行為的過程當中確認保險套是否破損也十分重要。正確使用保險套不但能夠在很大程度上提高避孕成功率，而且能夠預防骨盆腔炎和性病。

想想看，20 年前，人們

女用保險套

Femidom 是一種女用保險套，透過陰道置入的方式阻止精子進入子宮。它在被置入陰道時需要打開陰道口，所以會造成一定程度的痛感，另外需要保留一部分在體外，所以很多人無法接受這種異物感。價格也是男性用保險套的十倍。但是使用女生用避孕套避孕失敗的機率僅為 0.2%，舒適度也更高。

Tip, Tip, Tip

在乘坐汽車或者長途大巴時常會因為不太舒服而拒絕繫安全帶。而現在，即便是後排乘客也應繫好安全帶已經成為人們的共識，回頭看不繫安全帶的 20 年前，才意識到那種行為的危險性。保險套也是一樣的道理，它無疑是一種可以讓人們在安全的前提下盡情享受「性」福生活的避孕工具。

　　有一點請不要忘記，使用保險套對雙方都有益，是對彼此關懷的一種表現。而這種關懷也代表著對對方的信任，能夠進一步增進親密感，進而帶來更好的性體驗。

性行為後才需要吃避孕藥嗎？

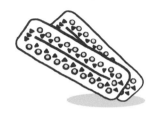

　　性行為可能會導致懷孕，所以大部分人都認為服用避孕藥的人就一定會有性行為。但實際上避孕藥的作用不只是避孕。完全沒有過性行為，並且短期之內都不會有性行為的人也可能會服用避孕藥。

　　避孕藥可以透過調節與月經相關的荷爾蒙分泌來治療青春痘、經前症候群、月經不調、多囊性卵巢症候群、經痛、月經過多等疾病。治療的患者收到避孕藥的處方都是因為這些疾病。

　　避孕藥的種類有很多，我們需要根據治療目的有選擇性地用藥。因此，根據具體需求正確用藥十分關鍵。如果只是以避孕為目的，可以直接在藥店購買避孕藥，但如果是為了治療前面提到的疾病，那麼就需要到醫院在醫生的指導下選擇藥物。

　　避孕藥由排卵前分泌的雌激素（estrogen）和排卵後分泌的黃體素（progesterone）製作而成。根據黃體素成分的不同種類，避孕藥大概分為四種，每一種的優勢和副作用也有所不同。

1 代避孕藥

黃體素成分效能較低的避孕藥。黃體素可能引發的副作用較小，但引發出血症狀的可能性較高，目前已經被禁用。

2 代避孕藥

為了解決 1 代避孕藥副作用明顯的問題，2 代避孕藥提高黃體素成分的效能。但是黃體素的結構與雄激素（androgen）[1] 極為相似，提高其成分效能又會讓服用者出現多毛、長青春痘等與雄激素相關的症狀。買 2 代避孕藥不需要處方，可以直接在藥店購買。(審訂者注：台灣的避孕藥為處方用藥。)

3 代避孕藥

3 代避孕藥用新的黃體素成分製作而成。在具備與 2 代避孕藥相同的黃體素成分效能的同時，3 代避孕藥讓服用者減少了多毛、長青春痘等與雄激素相關的症狀。與 2 代避孕藥相同，買

避孕藥的原理

每天在相同時間點服藥，會讓與排卵相關的激素不斷進入我們的身體當中，達到激素平衡。這時大腦會認為卵巢一直在準備排卵，無須發出排卵信號。大腦沒有發出排卵信號，卵巢自然就停止了排卵。在沒有排卵活動的同時，身體能夠得到足夠的激素供給，所以我們的身體完全不會感到不適，只是停止了排卵活動而已。

Tip, Tip, Tip

3 代避孕藥也不需要處方，可以直接在藥店購買。(審訂者注：台灣的避孕藥為處方用藥。)

1 ｜ 會導致長青春痘、多毛等症狀的男性激素。

4 代避孕藥

4 代避孕藥是可以調節荷爾蒙分泌的避孕藥，但它的作用並不僅僅是避孕。藥物中含有的抗荷爾蒙作用成分，可以用於治療長青春痘、經前症候群等疾病，使用後也比較不會水腫。

避孕藥的作用

調節月經血量，緩解經痛症狀，改善經前症候群，改善青春痘，降低卵巢癌和子宮內膜癌的發病機率，降低子宮外孕的機率。

避孕藥的副作用

可能導致靜脈血栓栓塞症、乳房痛、噁心等症狀，還可能導致頭痛、性欲降低、情緒變化、體重變化、出血等。

Tip, Tip, Tip

吃緊急避孕藥，
以後會不會不孕啊？

😰 「我想開緊急避孕藥。」

👩 「什麼時候發生的性行為？」

😰 「3 天前。」

👩 「從機率上來說，避孕效果可能會差一些，但用藥會更安全些。」

😰 「雖然是體外射精，但還是很擔心。可是我⋯⋯吃這個藥不會有什麼問題吧？」

👩 「你擔心的問題是哪方面呢？」

😰 「不會影響以後懷孕吧？『緊急避孕藥』聽起來就覺得有些可怕⋯⋯有人說吃這個藥其實就是做人工流產，所以我有些擔心。」

....

　　緊急避孕藥在被大眾熟知之前最開始出現的時候叫作「事後避孕藥」，顧名思義就是性行為後能夠降低懷孕可能性的避孕藥。

我們雖然並不能確定已經完成受精過程，但服用緊急避孕藥實際上是對生命誕生的一種阻礙行為，所以緊急避孕藥在當時引發了很大爭議。

緊急避孕藥是由高濃度的黃體素成分製作而成的，所以服藥會使排卵延遲或導致不排卵，同時也有防止受精卵著床的作用。緊急避孕藥需要在性行為後 72 小時內服用，在性行為後 24 小時內服用效果最好。但即使在 24 小時內用藥，避孕機率也只有 90 ～ 95%，所以如果月經延遲兩周以上，還是需要即時確認是否懷孕。服藥後可能出現頭暈、疲勞、噁心、頭痛等症狀。如果服藥後兩小時內有嘔吐症狀，則需要重新服藥。

很多長期服用緊急避孕藥的人都會擔心該藥會有副作用：服藥 3 年或者 5 年後身體健康會不會受到負面影響、會不會影響今後懷寶寶等。可以確定的是，緊急避孕藥從服藥後到下個月來月經之前確實會產生很多影響。由於服用緊急避孕藥會讓高濃度的黃體素進入體內，所以可能月經會推遲，偶爾還會出現出血的症狀。在月經開始後身體的荷爾蒙濃度發生變化，之前服用的緊急避孕藥帶來的影響便就此終止了，月經也會逐漸恢復正常。

若是四天前服用了緊急避孕藥，昨天又發生了無保護措施的性行為，這種情況應該怎麼辦呢？

「我想開緊急避孕藥。」

「最近什麼時候發生的性行為？」

「其實我上周已經服用過一次緊急避孕藥了。可是昨天發生性行為的時候沒有採取任何保護措施，沒有做任何避孕工作。」

「在服用緊急避孕藥之後，最好觀察一下下個月的月經是否正常。如果再服藥，會對身體造成很大的傷害。」

「那怎麼辦？」

　　緊急避孕藥是不可以隨意服用的，在不得已的情況下才能服用。切忌短時間內頻繁用藥，建議採取其他避孕措施。有的人認為，如果只是偶爾才會有性行為，每當需要的時候服用緊急避孕藥就可以。但實際上在每個月經週期內服用一次以上緊急避孕藥，會讓本身就已經打破平衡的荷爾蒙濃度遭到進一步破壞，很可能會導致出血症狀或月經不調，所以在服用緊急避孕藥時要特別注意。

打避孕針
完全沒有副作用嗎？

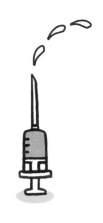

　　有些女生既不想每天吃藥，又不願意在子宮內置入避孕裝置，那就可以嘗試避孕針這種避孕方法。注射一次就可以獲得較長時間的避孕效果，而當你改變主意的時候又可以相對快速地懷孕。

　　避孕針 (Leuprorelin) 的原理是在月經開始後 5 天之內進行肌肉注射或皮下注射，達到抑制排卵的效果。避孕效果可以持續 3 個月。（審定者注，台灣 Leuprorelin 適應症沒有避孕這項。因此婦產科醫師不會建議使用這個方式避孕。）

　　雖然這種避孕方法非常簡便，甚至被稱作「劃時代的避孕方法」，但也存在一定的副作用。在月經週期恢復正常之前，我們是無法確定月經時間的。理論上 3 個月之後會恢復排卵，月經也應該恢復正常，但個體存在較大差異。所以在月經週期完全恢復正常之前，這種避孕方法多少會帶來一些精神上的緊張和不安。

避孕針的目的只是避孕。需每 3 個月進行一次注射，長期採用此方法的人會因為荷爾蒙濃度偏低，身體出現異常症狀。雌激素偏低會導致不規律的陰道出血、頭痛、乳房脹痛、情緒低落等。注射時間達到 2 年以上可能會引發骨骼問題。與排卵活動相關的雌激素對骨骼健康也會有一定的影響。反覆接受注射，雌激素濃度持續處於偏低的狀態，會使骨密度急劇降低。

　　2 年以上持續接受注射會讓骨骼健康亮起紅燈，所以注射避孕針的時間不宜超過 2 年。如果需要長期避孕，建議選擇其他避孕方法。

避孕貼

每週將避孕貼粘貼在腹部、上臂、臀部等位置的皮膚上一次，避孕貼經由皮膚向血液中釋放雌激素和黃體素，達到避孕的作用。這種避孕方法並沒有得到普及。避孕貼在洗澡或游泳時都不影響使用，非常方便，但存在 2～5% 脫落的可能性，以及會導致經痛等。

Tip, Tip, Tip

子宮內置入避孕器後
會不舒服嗎？

你是否也有這樣的想法？

□每天吃避孕藥太麻煩了。
□擔心避孕藥有副作用。
□如果在毫無準備的情況下發生性行為也能避孕就好了。
□能夠在想要寶寶的時候懷孕。

　　針對這樣的想法，最合適的避孕方法就是在子宮內置入避孕器。

　　避孕器是指透過引起子宮內膜的輕微炎症反應阻止受精卵著床，進而達到避孕目的的裝置。最早置入子宮內膜處的避孕器是圓形的，目前比較常用的是 T 字形的避孕器。

　　最常見也最普遍的是銅環，置入後會引起子宮內膜的輕微炎症，這樣即便精子進入也無法到達輸卵管，進而達到避孕的目的。雖然避孕器的避孕成功機率可達 99%，但置入後可能會導致月經

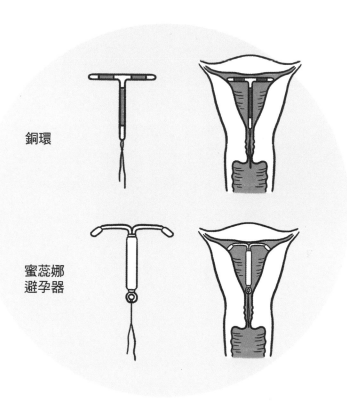

銅環

蜜蕊娜
避孕器

血量增多和經痛，這是這種避孕方法最大的缺點。

　　但蜜蕊娜避孕器就可以彌補這樣的缺點，現今使用也更為普遍。蜜蕊娜避孕器是一種裝有黃體素的裝置，黃體素是種荷爾蒙，可使子宮頸處的黏液更加黏稠，以達到阻止精子進入輸卵管的目的。黃體素還可以抑制子宮內膜組織增生，具有減少月經血

量、緩解經痛的效果，所以現在也被廣泛用於治療月經血量過多和經痛。

由於該裝置本身會分泌荷爾蒙，所以在置入時人體會出現一些不適症狀，在置入後的六個月內可能出埌出血、頭痛及長青春痘等症狀。如果症狀不明顯，可以適當觀察；如果症狀非常明顯，則需要注入起到調節作用的荷爾蒙，讓荷爾蒙水準達到平衡。

女生在摘除避孕器後可以正常懷孕，所以如果不能持續服用荷爾蒙類藥物，又覺得使用避孕套過於繁瑣，可以選擇這種避孕方法。

子宮內避孕器

在發生性行為後 7 天之內將銅環置入子宮內，可透過引起輕微的炎症達到阻礙受精卵著床的目的。銅環一次置入，避孕效果可達 5 年左右，屬於比較經濟的避孕方法。

但人體透過引起輕微炎症達到避孕目的的過程中，會出現一些特定症狀，比較典型的有月經血量增多和經痛。因此中途要求取出避孕器的情況時有發生。副作用引發的症狀和程度存在個體差異，無法準確預知。所以需要根據個人情況，在充分瞭解其副作用之後再進行選擇。

Tip,Tip,Tip

關於避孕器的傳聞和真相

很多人都沒有聽說過避孕器，對這種避孕方法完全不瞭解。所以關於這種避孕方法有很多都市傳說，我們一起來了解一下。

Check 1 避孕器只適用於已經生育過的人？

避孕器要經過子宮頸置入子宮腔內部。沒有生育經歷的女生的子宮頸入口處較窄，置入時難度相對較大。但子宮頸組織是非常柔軟、富有彈性的，所以可以短暫地擴張。因此相較於沒有生育經歷的女生，有生育經歷的女生只是置入過程相對容易，並不是說避孕器只適用於已生育女生。

最近，更適合沒有生育經歷的女生的更小、更薄的避孕器已經出現，置入過程中的痛感較輕。（審訂者注：這個稱為小蜜，前幾年台灣有，但 2021 年後已經退出台灣市場。）

Check 2 避孕器會影響懷孕？

雖然個體會存在差異，但懷孕能力是可以恢復的。

大部分年輕女生都會對子宮內置入避孕器有排斥感，之所以有這樣的感覺是因為置入避孕器本身就很可怕，再加上傳言它可能會影響今後懷孕。但事實上，當事者在取出避孕器後幾個月就能恢復懷孕能力。

避孕器會穿透子宮壁

　　子宮內的避孕器長時間壓迫子宮壁，會造成相應部位的萎縮，甚至可能會出現破孔，但這種情況非常少見，可能在類似分娩後子宮內壁變薄時才會出現這樣的特殊情況。

　　在出現子宮壁破損時，避孕器會進入盆腔內。在使用下腹部 X 光確認之後，透過腹腔鏡手術（Laparoscopic surgery，不需要打開腹腔，在腹部打 1 ～ 4 個小孔直徑為 1 公分的小孔，透過內視鏡攝像頭和其他手術工具進行的手術）取出裝置。在經過 X 光檢查後，如果在上腹部和下腹部都沒有發現避孕器，那麼避孕器可能已經隨經血排出體外。

Check 4 置入避孕器後出現腹痛症狀

　　在子宮內置入避孕器後，相較置入之前可能會出現不適感或腹痛的感覺。但事實上，因為避孕裝置是在子宮內部，出現痛感的可能性很小。

　　在置入過程中，可能會因為裝置對子宮產生了一定刺激而出現痛感，但一旦位置固定，這種感覺就會消失，也不會有異物感或者其他不適的感覺，就好像在排卵期子宮內壁變薄或者變厚，我們也完全感覺不到一樣。

Check 5 對方能夠感覺到避孕器的存在

　　避孕器在宮腔內部，為了方便取出，避孕器的摘除線會留在子宮外。也就是說，只有線會留在子宮頸處，而不是陰道

部位。

　　在發生性行為的過程中，如
果對方插入很深而感覺到了線的
存在，可以前往醫院將線剪短一
些，但實際上，由於線是非常細
的，所以這種情況並不多見。

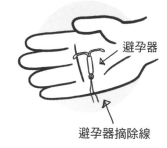

避孕器

避孕器摘除線

Check 6 避孕器容易造成子宮外孕

　　避孕器的避孕成功率在 97% 左右，確實存在極小的懷孕
可能性。對受精卵在子宮內膜以外的其他非正常部位著床的可
能性來說，置入避孕器確實比沒有置入避孕器要高一些，但重
要的是，置入避孕器之後本身懷孕的可能性就很小。

Check 7 置入避孕器容易導致骨盆腔炎

　　避孕器在置入之前是處於無菌保存狀態的，所以不存在
攜帶細菌的可能性。但如果子宮頸部位本身就有炎症，在置入
過程中避孕器是有可能將子宮頸部位的細菌帶入子宮內的。如
果出現細菌經由避孕器進入子宮的情況，不用直接取出避孕
器，可以使用抗生素治療炎症。如果情況無法得到控制，就要
考慮取出避孕器了。

皮下植入避孕劑，
效果好不好？

　　我曾在一部電視劇中見過這樣荒唐的場景，一個婆婆一邊說：「我會讓你再也懷不上孩子」，一邊給兒媳婦打針。只不過是往手臂上打了一針，就能讓人懷不上孩子？在這個場面播出後，很多人都來就此進行諮詢。「給手臂打一針就不會懷孕了，這是真的嗎？」、「那個兒媳婦真的不能懷孕了嗎？」雖然覺得非常荒謬，但既然這樣的情節出現在電視劇當中，不得不讓人懷疑這種情況是有可能真實存在的。

　　事實上，在手臂上打一針就能一輩子不懷孕的方法是不存在的。但是確實有一種工具，在植入手臂後可避孕三年。植入手臂的避孕工具？聽起來好像還挺方便的。

　　這種避孕工具就是皮下植入避孕劑。將一根長 4 公分、直徑約 2 毫米的植入劑植入手臂內側的皮下脂肪層，這根植入劑會持續分泌黃體素，作用於下視丘和腦垂體，抑制排卵，同時經由增加子宮頸部位黏液的黏稠度來阻礙精子的運動，進而達到避孕的目的。這種避孕技術已經獲得了美國 FDA 認證，無須每天服藥，

也能獲得長期（約 3 年）的避孕效果。當想要懷孕時，可以隨時取出植入劑，即可恢復生育能力。這種避孕工具因為不作用於子宮，所以目前很受歡迎，吸引了很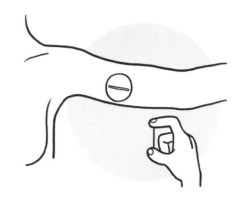

多 20 ～ 30 歲的年輕人來院諮詢。（審定者注，在台灣相對韓國而言較不普遍。但仍有部分醫療院所有提供這種服務。）

　　植入方式的操作也相對簡單。當事者接受局部麻醉後，醫生會用針頭一樣的導入工具將植入劑導入當事者的手臂內側，然後拔出導入工具，將植入劑留在體內即可。針頭在進入時會使當事者產生輕微刺痛的感覺，但痛感不強。手術也非常簡單，只需要縫一針，術後用止血繃帶固定一天就可以了。取出植入劑時也只需將相應部位切開一個小口即可取出，只會留下很小的疤痕。

　　雖然皮下植入避孕劑是比較簡單的避孕法，但也需要先到專業的婦科醫院，確認身體狀態是否適合，並在充分瞭解手術的副作用後再接受手術。因為手術會造成荷爾蒙濃度的變化，所以術後可能出現出血、頭痛、情緒不穩定、體重增加等症狀。

月經週期避孕法，
你算對了嗎？

一名 37 歲的女生患者來院就診，驗孕結果顯示陽性。

（圖）「天哪！我真的懷孕了？不可能啊。」

（圖）「什麼不可能？」

（圖）「排卵日不是在月經結束的 2 周後嗎？所以我和男朋友是特意避開那幾天的呀。」

（圖）「發生性行為是什麼時候？」

（圖）「月經結束後大概一個星期。」

（圖）「那時候剛好是排卵日啊。在排卵日發生的性行為。」

（圖）「啊！排卵日不是在月經結束的 2 周後嗎？我以為是 2 周後，所以在月經過了 1 周的時候我並沒採取保護措施。」

大部分女生都不知道自己確切的排卵日，只能根據月經結束的時間推測出大概的日子。就像上面介紹的這位女生一樣，以

最後一次月經的日期為參考計算排卵日。所以自以為避開了排卵日，發生了無保護措施的性行為，結果不慎懷孕的例子比比皆是，這都是沒有準確理解月經週期避孕法的結果。

月經週期避孕法是在算出排卵日後，在排卵日前後 3 ～ 4 天內，也就是在受孕期內不發生性行為的避孕方法。在選擇這種避孕方法時，有以下兩點需要注意。

第一，排卵日並不是以本月月經日期為參考來計算的。

第二，排卵日應該以下個月月經開始的預期日來計算。

想要有效利用月經週期避孕法進行避孕，首先要確認自己的月經週期是否規律。在月經週期規律的情況下是可以嘗試這種方法的，但實際上每次都能夠準確無誤地在排卵日排卵的人是不存在的，因為在不同的身體狀態下，排卵情況也會發生變化。

月經開始之後的排卵很大機率會受到身體狀態的影響，當排卵準備不夠充分、卵巢反應延遲時，排卵也會隨之延遲。所以根據已經開始的月經日期來推算排卵日期是沒有意義的。相反，任何人在排卵之後的第 14 天都有月經出現，所以按照下一次月經開始的預期日來計算排卵日才是相對準確的。簡單來說，下個月的月經預期日減去 14 天，就是排卵日。如果下個月的月經預期日不準確，也無法計算準確的排卵日。

需要強調，月經週期避孕法很難獲得理想的避孕效果，所以千萬不能因為不是排卵日就放心地進行無保護措施的性行為。

我避孕了啊？……怎麼會懷孕？
談談體外射精

（😣）「驗孕結果顯示陽性。」

（👩）「最後一次月經是從哪天開始的？」

（😣）「我，我避孕了啊？……怎麼會懷孕呢？」

（👩）「你採取的哪一種避孕措施呢？」

（😣）「體外射精。」

（👩）「嗯……體外射精常會出現失誤，這種方法避孕失敗的機率還是比較高的。」

（😣）「我們一直都是採取體外射精來避孕的，看來我老公的控制力下降了。」

....

　　「體外射精」是指為了不讓精子進入子宮內，在體外射精的行為。幾乎意外懷孕的女生 5 個中有 4 個都說是採取了體外射精的避孕方法。我實在無法理解至今還有人認為體外射精能夠作為一種避孕手段。記得有一檔電視節目中也提到過：「體外射精避

孕成功的機率是 0。」

　　射精之前的尿道球腺液中也會有少量的精子。另外，由於沒能把握好時機，體內射精的情況也很可能發生。所以我建議，如果完全沒有要寶寶的計畫，儘量不要選擇體外射精。

月經來的時候
性行為會懷孕嗎？

　　常會有人問我：「月經期間可以進行性行為嗎？」甚至有人會問：「經期正是懷孕機率比較小的時期，是不是就可以放心地進行無保護措施的性行為了？」月經期間發生性行為真的可以嗎？我們來看一下下面的案例。

　　「在月經結束之後，陰道有些刺痛，而且有異味。」

　　「月經之前有沒有什麼異常症狀呢？」

　　「好像沒有……不過月經期間和男朋友有過性行為，比平時疼，而且不舒服，結果月經結束後更疼了。」

　　月經期間是可以進行性行為的，子宮會透過陰道排出血液，但血量並不會多到陰莖無法進入的程度，所以其實是可以的，但是必需考慮的是衛生方面的問題。

　　首先，細菌容易經由陰莖進入子宮。在月經期間子宮會經由

陰道排出血液，在這種情況下發生性行為，會導致原本存活在陰道的細菌隨著血液逆流進入子宮當中，也可能有一部分血液經由輸卵管進入骨盆腔引起發炎。

　　另外，陰道內可以抑制有害細菌的有益細菌在月經期間的活性在一定程度上會降低，所以經期比平時患陰道炎和盆腔炎的可能性更大。

　　在前面介紹的案例中，經期的皮膚本來就比較敏感，這也是經期發生性行為後外陰刺痛的主要原因。經期血液會對陰道壁的皮膚造成一定的刺激，所以皮膚處於相對敏感、脆弱的狀態。如果在這個時候進行性行為，摩擦很容易對皮膚造成一定程度的損傷。

　　所以應該儘量避免經期性行為，即使不能避免，也要在使用保險套等性病預防工具的前提下進行。經期正好是細菌最容易侵入身體內部的時期。除此之外，經期皮膚處於非常敏感的狀態，所以應儘量經由充分的準備使陰道壁放鬆，之後再讓陰莖進入。

你知不知道什麼是「月經?」

① 月經因為每個月來一次,所以也被稱作「例假」。

② 經期是指月經發生的一段時間,一般為 3 ～ 7 天。

③ 月經週期是指從月經開始的第一天到第二個月月經開始的第一天這段時間。月經週期為 21 ～ 45 天,都屬於正常的範圍,一般為 28 天。

④ 婦科醫生經常問「月經正常嗎」,這裡的「月經正常」是指月經週期規律,月經血量適中,沒有經痛症狀。

⑤ 在月經前後的 3 ～ 4 天陰道有少量出血,屬於正常現象,無須擔心。

月經血量
多少才正常？

　　我在上中學的時候時常會發生這種情況：在坐到椅子上的一瞬間感覺下面濕乎乎的，隨即有一種不祥的預感。這種不祥的預感從來不會出錯，一定是經血滲漏了。幸好我穿的是格子花紋的裙子，不太明顯，但還是會怕這種尷尬被人發現，真是太難受了。

　　「為什麼會有那麼多血沒完沒了地從身體裡流出來？」

　　「每天從我身體裡流出的血有多少？」

　　在每次換衛生棉的時候，我看著純白的衛生棉被整個染成了紅色，心裡總不由得感歎：自己流的血都能裝滿一個小洗臉盆了。然而在成為一名醫學專業的學生之後，這種想法徹底消失了。原來月經血量只有 80 毫升，也就是一小杯養樂多的量，真不可思議。整整一個星期都要用衛生棉，曾讓我這般痛苦的經血，原來只有這麼一點，這讓我感到既荒唐又有幾分失望。

　　當然，不同的人月經血量也不同，有的比 80 毫升多，有的更少。通常我們可以根據衛生棉或衛生棉條的用量來判斷月經血

量。衛生棉和衛生棉條能夠吸收的血量是有一定限度的。如果達到這個限度（完全浸濕）的時間少於 3 小時，那麼就要確認一下自己的月經血量是不是太多了。在月經血量最大的時候，如果衛生棉 2 小時不到就要更換，那麼就說明月經血量已經超出了平均值。相反，如果月經期間衛生棉沒有一次被完全浸濕，或者過了 3～4 小時，衛生棉上仍舊只有少量經血，這說明月經血量低於平均值。

月經血量過多

有些人的月經血量原本就多於常人，這種情況也有可能出現，但在通常情況下，只有在子宮的健康狀況不好時，月經血量才會增多。所以當月經血量過多時，應該即時到婦科門診接受超音波檢查，確認子宮內膜和子宮壁的狀態。發生子宮肌瘤、子宮肌腺症、子宮內膜瘜肉等疾病都可能造成月經血量過多。另外，子宮形態異常也會導致凝血困難等，出現月經血量過多的症狀。

很多人都覺得經血和小便、糞便一樣，是需要排出體外的。但如果月經血量過多出現需要輸血或者突然休克的情況也時有發生，不可不慎。

月經血量過少

月經週期正常，但是血量很少的情況也很常見。月經時間只

有 2 ～ 3 天，月經血量也比之前減少了。很多月經血量減少的患者都會擔心月經血量減少是更年期提前發生的徵兆。

一般情況下，女生在過了 30 歲以後雌激素就會逐漸減少，月經血量也會隨之減少，但在停經之前都可以正常排卵，生育功能不會受到影響。

月經血量和停經時間沒有直接的關係。月經血量可能會受到很多因素的影響，如體脂含量、體質及身體狀態等。

但如果整個月經期間都沒有出現相對充分的出血現象，則說明排卵活動沒有正常進行，只有部分脫落的子宮內膜排出體外。這種情況不容忽視，應該及時入院就醫。

經痛不是病，
所以沒關係嗎？

記得在上高中的時候，班裡有位同學看起來非常瘦弱，臉色白皙，四肢纖細。她每個月都會缺課，聽說是因為嚴重的經痛，一到經期就疼得滿地打滾，飯都吃不下，甚至有幾次需要媽媽親自來學校，攙扶著她才能回家。我當時還覺得，她會不會是因為不想上學才裝成那樣的，因為對從來沒有經歷過經痛的我來說，完全不能體會經痛有多痛。但是現在，我已經深刻地瞭解了這種令人難以言表的痛苦。自從當了婦科醫生之後，我幾乎每天都會遇到 1 ～ 2 位不堪經痛之苦的患者。

經痛其實根本算不上是疾病，但超過 50% 的育齡婦女都會經歷經痛，其中 15% 會達到影響日常生活的程度。然而，根據相關調查發現，僅有 15% 的人會因為經痛到醫院就醫，超過一半的人不會去任何衛生機構，包括藥房。大部分女生都認為，經痛是沒有辦法避免而又不得不經歷的，這種疼痛只能忍受。輕微的經痛可藉著調整生活和飲食的習慣可以在一定程度上得到緩解，如果經痛非常嚴重，那麼可以嘗試以下方法。

經痛，怎樣才能有效緩解

1. 吃 Omega-3 和維生素 E，有助於緩解經痛。

2. 喝牛奶，牛奶中含有豐富的鈣，而鈣可以有效防止子宮過度收縮。

3. 熱敷，亦可讓大腸壁和小腸壁，以及收緊的子宮得以放鬆，也是一個不錯的方法。

4. 另外，要避免攝入含咖啡因的飲料，咖啡因會讓血管收縮，阻礙血液循環。

經期長達 1/4 個月，如果每個月都讓你痛不欲生，那麼真的需要認真對待了。首先你可以嘗試用藥物來緩解經痛，就是服用止痛藥。但是很多人都擔心會出現不得不加大服用劑量的情況。事實上，長期服用止痛藥並不一定就會產生耐藥性，但是卻要注意很可能會引起胃腸道[1]不適。

如果止痛藥也不能緩解經痛，可以嘗試服用避孕藥。有些特殊的避孕藥可以治療月經血量過多，幫助緩解經痛。但由於服藥的目的不是避孕而是臨床治療，所以請務必遵醫囑

1 | 胃腸道包括胃和腸道，是消化系統的一部分。

用藥。

　　我們也可以用蜜蕊娜裝置治療經痛。裝置是透過子宮內植入達到避孕目的的裝置，看似會對子宮造成損傷，但事實上，在取出蜜蕊娜裝置之後，受孕功能是可以恢復的。

如果你正在飽受經痛的折磨

對於有經痛困擾的患者，我都會問這樣的問題。

「第一次來月經時有經痛症狀嗎？」

「是突然開始經痛的嗎？」

「來院就診是因為經痛比原來更嚴重，或者無法控制了嗎？」

「在月經開始 2 ～ 3 天後經痛會自然消失嗎？還是會持續整個經期？」

根據患者的回答，我大概將經痛分為兩類。

第一類，是無法一次性治癒的原發性經痛。子宮和卵巢都沒有結構上的異常，也沒有外部細菌侵入造成的感染，主要與體質相關。

第二類，是由子宮或卵巢病變導致的，可以根據病因進行有針對性治療的繼發性經痛。

原發性經痛應該是由導致子宮收縮的荷爾蒙分泌增多引起的。有人可能會覺得，子宮收縮能有多疼，但分娩之痛產生的主要原因之一就是子宮收縮。子宮收縮本身就會引起一定程度的痛感，這時子宮肌肉間的血管也會隨之收縮，導致血液循環不暢，痛感加劇。

繼發性經痛是指過去沒有類似症狀，突然出現在整個經期的痛感。子宮肌瘤、子宮內膜炎、骨盆腔炎都可能導致繼發性經痛的產生。由於繼發性經痛是由疾病引起的，所以配合適當的治療就會自然好轉。

原發性經痛的特徵

❶ 初潮後的 24 個月內就會開始。

❷ 在月經開始時出現症狀，持續 2~3 天後開始好轉。

❸ 出現痛感的週期與月經週期相同。

❹ 可能伴隨嘔吐、腹瀉等胃腸道疾病。

❺ 可透過調整生活習慣、服用非類固醇抗發炎藥
（NSAID）、使用避孕器等方法進行治療。

繼發性經痛的特徵

❶ 25 歲以上的女生為多發人群。

❷ 痛感持續整個經期。

❸ 可能伴隨著月經不調、月經血量增多等症狀

❹ 服用止痛藥也無法緩解。

❺ 應根據病因進行有針對性的治療。

每個月都煩躁嗎？
聊聊經前症候群

「一個月有一半的時間都很抑鬱。在月經開始前的２～３天會覺得乳房硬邦邦的，還有些疼，下腹部也會有墜脹的不適感。後來時間逐漸變長，現在排卵日過後總會覺得心情莫名地煩躁，想法消極，身體也不舒服，真的很痛苦。」

經歷過這種感覺的人會十分有同感，沒有經歷過的人卻很難理解。在排卵過程中排出的卵泡會分泌黃體素，這種荷爾蒙可以幫助受精卵著床，也會讓乳房出現暫時性的膨大，同時還會引起消化不良。雖然每個人的情況會有所差異，但這種荷爾蒙的分泌確實會讓情緒變得低落。

黃體素從排卵後開始分泌，在月經開始之前達到最高值。這也是這段時間情緒變得敏感、身體狀態變差的原因。當症狀嚴重到無法正常進行社會活動的程度時，我們稱之為經前症候群。

我本人也比較容易受經前症候群的影響。在排卵期過後，仔

細觀察一下情緒產生的變化，是因為荷爾蒙的影響嗎？是不是因為身體不舒服所以狀態不太好？雖然能夠理性地判斷和理解當時的情況，但依舊非常敏感，心情也很低落。

有人說月經前之所以會心情鬱悶、情緒敏感，是因為意志不夠堅強。但正在經歷荷爾蒙造成的嚴重的情緒變化的當事人，其實正在忍受無法想像的痛苦。她們一旦陷入了憂鬱、不愉快的情緒中，就很難擺脫。對正在經受這種負面情緒折磨的人說「想開點吧」、「思想要積極、陽光，勇敢地戰勝消極情緒」，其實是一件非常殘忍和無理的事情。所以如果你正在遭遇經前症候群，不要一味地想要經由改變想法來化解消極情緒，而是應該正視這種疾病，在充分認識自己的實際情況後積極地接受治療。

這種排卵後因荷爾蒙濃度所引起的劇烈波動變化，是可以經由服用避孕藥來控制的。每天服用避孕藥可以抑制排卵後黃體素的分泌，進而緩解經前症候群。所以我建議患有經前症候群的女生在到醫院就診後，遵照醫囑進行服藥。如果用藥也不能緩解負面情緒，就需要同時接受精神科的治療了。

經前症候群的精神科診斷標準

通常精神科會經由以下標準判斷是否患有經前症候群。

Check list

重要症狀

☐ 嚴重抑鬱的狀態
☐ 嚴重的情緒障礙
☐ 嚴重的不安感、緊張感、焦躁感

其他症狀

☐ 疲勞、無力
☐ 飲食習慣的變化
☐ 失眠或嗜睡
☐ 情緒調節障礙
☐ 注意力不集中
☐ 對生活失去興趣
☐ 身體方面的症狀：頭痛、乳房痛……

符合所列標準即判斷為經前症候群	• 有一項以上重要症狀、四項以上其他症狀。 • 受排卵後產生的荷爾蒙影響，經前症候群加劇，月經開始之前最嚴重，月經開始後幾天之內症狀消失。 • 對職場生活、學校生活及人際關係產生巨大影響。 • 經治療後經前症候群還會反覆出現 2 次以上。

資料出處：TheAmerican Psychiatric Association

Tip,Tip,Tip

是我太年輕嗎？
月經時為什麼一直長青春痘？

　　😟「一直在皮膚科接受青春痘的治療，總是不見好轉，醫生建議我來婦科看看。」

　　👩「平時月經正常嗎？」

青春痘和月經究竟有什麼關係？

　　聽說避孕藥有治療青春痘的效果，究竟是什麼原理呢？

　　雄激素指數升高會讓皮膚分泌油脂，誘發青春痘。經期受雄激素影響，在鼻子和嘴唇周圍很容易長青春痘。一般來說，月經比較規律的人不會分泌過多雄激素，在月經結束後雄激素分泌量還會減少。相反，如果有排卵障礙導致的月經不調症狀，雄激素就會大量分泌，這種狀態長時間持續，青春痘就會增多。所以由月經不調導致的青春痘，可以經由調節荷爾蒙濃度來治療。

　　服用避孕藥是改善荷爾蒙分泌失衡的方法之一。避孕藥可以幫助身體讓分泌過多的雄激素回到正常狀態。

避孕藥中含屈螺酮（Drospirenone）成分，具有抗雄激素的作用，對青春痘的治療效果也非常明顯。含有 Drospirenone 成分的避孕藥屬於處方藥，要有醫生的處方才能購買，它對青春痘、荷爾蒙分泌失衡、月經不調等都有一定的治療作用，而副作用就是可能導致靜脈血栓栓塞症。

　　不是所有的避孕藥都有治療青春痘的效果，甚至有些避孕藥產生的副作用會加劇青春痘的生長，這一點要特別注意。

　　這裡需要再次強調，在服用避孕藥之前，一定要確認選擇的避孕藥是否對症、副作用是什麼，以及有哪些注意事項，在用藥前要尋求醫生的幫助和指導。

什麼？
卵子也會變老嗎？

　　一個 20 周的女性胎兒的卵巢中大概有 700 萬個卵子，之後其中的一部分卵子會逐漸消失，到出生時，平均每個女生寶寶帶著約 200 萬個卵子來到這個世界。

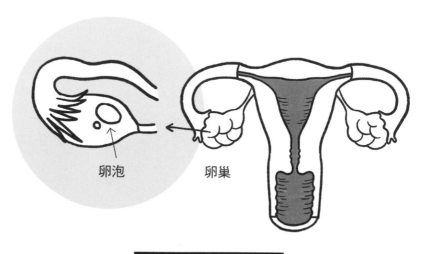

卵泡　　　　　卵巢

卵巢和卵泡的構造

在成長的過程當中又會有一部分卵子消失，在青春期開始的時候大概會剩下 30 萬個卵子，此時每月一次的排卵就開始了。

雖然每個人初潮的時間和月經週期都不相同，但一般情況下一生會排出 500 個卵子。30 萬個卵子中只有 500 個排出，女生即使初潮比較早，或者月經週期比較短，停經的時間也不會因此而提前。

人們意識當中的「老年人」的年齡在逐漸增加，以前的 50 多歲和現在的 50 多歲已經完全不一樣了。很多 50 多歲的人比 20 多歲的年輕人的皮膚狀態還好。但卵巢不一樣，以前 50 歲女生的卵巢和現在 50 歲女生的卵巢功能幾乎沒有差異。

就算透過雷射美容可以促進皮膚細胞再生，進而讓人看起來更加年輕，但是目前還沒有方法可以讓卵子再生。有頭髮脫落的毛囊中還會長出新的頭髮，但卵子排出後是不會再有新的卵子產生的。卵子是不可再生的，在不斷排卵的過程中只會越來越少。

我們的年齡和卵子的年齡是一樣的，所以在越年輕的時候卵子的狀態越健康。即使生活習慣再健康，女生在 40 歲之後生育能力也會迅速下降。

「冷凍卵子」
真的有用嗎？

「雖然我現在還沒有男朋友，但是我特別想有一個自己的孩子，我也不知道以後會怎麼樣，可不可以先冷凍卵子？」

一位跟我關係很好的姐姐曾經問過我這樣的問題。隨著女生的結婚年齡越來越大和社會生活的日益豐富，女生的平均懷孕年齡越來越大，這也是越來越多的女生開始考慮冷凍卵子的原因。

冷凍卵子的第一步是促進排卵。正常排卵每個月只有一次，每次只能排出一個卵子，但只冷凍一個卵子受孕成功的可能性比較低，所以一般情況下會取 3 ～ 4 個卵子進行凍結（審訂者注：台灣不孕症科醫師傾向 35 歲以下至少凍 7 ～ 10 顆卵；35 歲以上的女性可能需要 10 ～ 15 顆。這點和韓國國情不同。）連續注射促排卵針 5 ～ 9 天，確認處於超排卵狀態後，經由穿刺從卵巢中一個一個地取出卵子。因為是經由陰道進行，所以身體不會留下疤痕，也幾乎沒有痛感，甚至不需要全身麻醉。（審訂者注：目前台灣主流做法是會全身麻醉。）最後將取出的卵

子保存在液態氮容器中就可以了。當需要時，將卵子解凍，使之與精子結合形成受精卵，再移植到子宮當中。這個過程說簡單也簡單，說複雜也很複雜。

過去冷凍卵子技術有一個非常不好克服的難關，那就是在凍結卵子的過程當中細胞內容易出垷冰晶。這種冰晶會破壞卵子的結構和功能。隨著醫學技術的發展，冷凍卵子過程中出現卵子損傷的機率逐漸降低，即使長時間冷凍保存，卵子的品質也不會降低。冷凍卵子的方法也從低速冷凍法進化成了速度極快的玻璃化冷凍法[1]。

那麼，現在任何人都可以冷凍卵子，隨時都可以懷孕了嗎？在 30 歲的時候冷凍卵子，在 60 歲的時候解凍生孩子，真的可以嗎？非常遺憾的是，目前對此還需要進行更加深入的研究。雖然卵子和精子可以完成受精，但是受精卵在 60 歲女生身體當中的存活率是非常低的。冷凍的卵子受精後形成的胚胎需要一個健康的子宮，所以相關的研究還在持續進行。

目前來看，冷凍卵子並不能解決所有的問題。在冷凍卵子之前當事人還需要慎重考慮。

對需要接受抗癌治療或者卵巢手術的年輕女生來說，冷凍卵子技術是

1｜玻璃化冷凍法是指最大限度的減少細胞損傷的超高速冷凍法。

非常有用的。曾經有一位 22 歲的急性白血病女生患者，在抗癌治療之前接受了冷凍卵子手術，在 10 年後解凍卵子，生下了一個健康的寶寶。

我有「多囊卵巢症候群」，
還能生小孩嗎？

❶ 一位 **20** 多歲（約 **25 ～ 29** 歲）的女生

😷 「我月經遲遲不來。」

👩 「最後一次月經是什麼時候？」

😷 「6 個月之前。」

👩 「6 個月之前？有沒有可能是懷孕了呢？月經都 6 個月沒來了，怎麼到現在才來醫院？」

😷 「本來我的月經就不太規律，有時候 2 個月一次，也有的時候 3 個月一次。所以我以為這次也是這種情況，等著等著 6 個月就過去了。」

👩 「2~3 個月來一次的時候有沒有接受過治療？」

😷 「5 年前出了多囊卵巢症候群。那時候 3 個月沒月經，吃過一段時間的避孕藥。」

❷ 一位 **30** 歲出頭（約 **30 ～ 35** 歲）的女生

😊 「我的月經週期越來越長了。20 歲出頭的時候是 2、3 個月一次。大學畢業以後，間隔在 35 ～ 40 天，還是挺正常的。從去年年末開始月經週期又開始延長了。」

👩 「最近月經間隔多長時間？」

😊 「差不多 2 個月一次吧。但是量非常少，都不知道是不是正常的月經。」

👩 「有沒有體重增加、長青春痘，或者其他不舒服的症狀？」

😊 「體重增加了，從去年開始長了 2、3 公斤，怎麼減也減不掉。」

如果經常出現 2~3 個月甚至更長時間才來一次月經的情況，最好及時到醫院就診。我們的身體本來就被設定好了每月一次月經的程式，月經週期過長就說明身體出現了問題。

什麼是多囊卵巢症候群？

每當我對因為月經不調來院就診的患者說她們患了多囊卵巢症候群的時候，患者都會問：「什麼是多囊卵巢症候群？」我也希望能夠給出簡單的說明並提出治療方案，但這確實是一個很難回答的問題。

「多囊卵巢症候群卵巢」和正常卵巢的超音波圖片比較

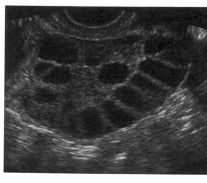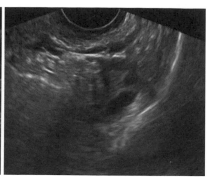

多囊卵巢症候群卵巢（左側）比正常卵巢（右側）大，並且存在多個直徑為 1~2 毫米、像珍珠項鍊一樣排列的卵泡

　　多囊卵巢症候群（Dolycystic ovary syndrome）是卵巢無法準確接收大腦發出的信號導致的排卵障礙，這是一種非常複雜的疾病。排卵障礙會造成卵巢長期處於無排卵狀態，而無排卵可能引發出血等其他症狀。另外，雄激素指數會相對升高，隨之出現長青春痘、多毛等症狀。這種既不排卵也沒有月經的疾病是造成不孕的主要原因。

　　在正常情況下，卵泡發育成熟之後會排卵。在患多囊卵巢症候群的情況下，排卵障礙會導致幾個卵泡同時發育，但都無法完全發育成熟。透過超音波可以看到，卵巢的邊緣有幾個口袋模樣

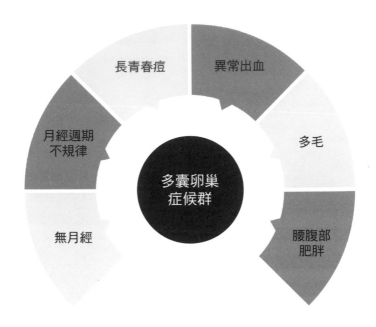

的卵泡。

　　生育年齡的女生患多囊卵巢症候群的機率為 4～7%（審訂者注：台灣約為 5～10%），而且這個比例正在以驚人的速度增加。

多囊卵巢症候群的形成原因及症狀

　　從「症候群」這個說法就可以看出，多囊卵巢症候群的形成原因和症狀是因人而異的。目前還沒有找到明確的致病原因，對此而提出的不同觀點也相當多。

　　由於體重增加導致的能量調節異常、性荷爾蒙分泌系統異

常、雄性激素合成及作用方面的缺陷、胰島素拮抗減弱等，都是可能出現的。個體不同，以上情況可能只表現出一部分症狀，也可能全部表現出來。

最近胰島素拮抗的重要性被進一步強調，胰島素受體的信號傳輸系統不完善，導致荷爾蒙信號無法正常傳達，長期處於這種狀態容易導致肥胖和糖尿病等疾病，需要特別注意。

多囊卵巢症候群要怎樣治療

由於致病原因不明確，症狀也因人而異，因此多囊卵巢症候群無法治療。被診斷為多囊卵巢症候群的患者也只能根據實際情況緩解症狀。

如果不排卵的狀態長時間持續，那麼在子宮內膜變厚的同時就沒有排卵過程。月經其實是子宮內膜變厚並脫落的過程，如果子宮內膜不斷增厚卻不脫落的話，就會引發疾病。這種情況下就要透過服藥或打針進行干預，達到一年最少 4 次月經的效果。多毛、長青春痘、體重增加等都是常見的症狀，可以服用荷爾蒙藥物來調節荷爾蒙不平衡的狀態。從長期來看，糖尿病、心血管疾病的發病率會比較高，所以患者在持續觀察病情的同時，需要配合運動、控制體重及調整飲食習慣等方式。

多囊卵巢症候群會導致不孕嗎？

不會。即便患有多囊卵巢症候群，所有的卵子還是會在卵巢裡，只是它們不會定期地、有規律地排出而已。排卵次數較少且週期不規律，確實會給受孕造成一定的困難，但並不是完全沒有懷孕機會。當排卵障礙及荷爾蒙不平衡比較嚴重時，患者可以使用促排卵劑或服用改善排卵障礙的藥物。如果效果不理想，患者也可以考慮到醫院接受不孕症手術[1]。

1｜促進排卵、人工授精、試管手術等。

經痛和
「子宮內膜異位症」有關？

❶ 27 歲女生患者，因為經痛來院就診

😷 「在 20 歲以後經痛越來越嚴重了，最近一次月經疼到沒辦法
去上班，在家躺了一整天。」

做了超音波檢查後，發現患者左側卵巢裡有一個腫塊。

👩 「可能是子宮內膜異位症。」

---

❷ 31 歲女生患者，因為婚後一年以上不孕來院就診

月經週期規律，月經血量正常，有輕微經痛症狀。經由超音
波檢查後發現右側卵巢裡有一個腫塊，疑似子宮內膜異位症。

子宮內膜異位症（Endoetriosis）是指子宮內膜組織出現在
卵巢或子宮外壁等其他的位置。月經期間一部分經血逆流進入腹
部，免疫系統異常導致抗子宮內膜抗體增加，子宮內膜組織不能

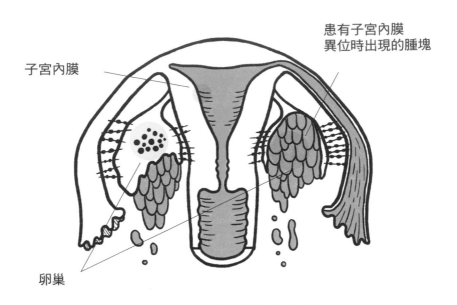

子宮內膜

患有子宮內膜
異位時出現的腫塊

卵巢

子宮內膜異位症示意圖

及時消除就會引起病變，形成子宮內膜異位症。子宮內膜組織擴
散的程度和路徑也是多種多樣的，一般會伴有強烈的經痛症狀。
所以如果出現了嚴重的經痛症狀，首先要確認是否患有子宮內膜
異位症。初潮過早或月經週期過短的人都可能會出現子宮內膜異
位症。相反，懷孕次數越多，月經週期越長，子宮內膜異位症的
發病率就越低。

經由超音波檢查就可以發現，子宮內膜異位症出現在卵巢部位時會以圓形腫塊的形態呈現。如果出現在與直腸接觸的子宮後壁上，子宮和直腸發生粘連，來月經時下腹部會出現嚴重的疼痛症狀。

為什麼會出現子宮內膜異位症？

究竟為什麼會出現子宮內膜異位症？子宮內膜組織是怎樣逆流到達子宮以外的其他位置的呢？關於這些問題已經有了很多理論研究，但引發子宮內膜異位症的原因至今尚未明確。

攝入過量酒精或咖啡因也會引起子宮內膜異位症。現代社會這種疾病的發病率正在逐漸升高，生活節奏的加快可能成為致病原因之一。

怎樣治療子宮內膜異位症？

子宮內膜異位症並不是像癌症一樣的絕症，但通常會伴有劇烈的疼痛和不孕，而且復發率較高，是一種比較棘手的疾病。如果病情沒有持續惡化，腫塊大小保持在 3 公分以內，在定期檢查的同時服用荷爾蒙類藥物即可達到治療效果。

如果出現強烈的經痛症狀，而且該病變嚴重影響受孕，可以經由手術和藥物兩種方法進行治療，醫生需要根據治療目標選擇治療方向。如果以緩解經痛症狀為治療目標，那麼應該優先選擇

手術治療，通常採用腹腔鏡手術切除病變部位。此外，為了防止復發，通常醫生會採取手術治療與藥物治療並行的方式。（審訂者注：台灣目前治療子宮內膜異位症，會以藥物為優先考量，腫瘤太大才會先進行手術治療。依照個人情況調整。）

　　子宮內膜異位症導致不孕的情況需要慎重選擇手術治療。雖然手術治療能夠在某種程度上恢復患者的受孕能力，但手術會造成卵巢的部分組織缺失，究竟是否真的利大於弊需要仔細權衡。一般情況下，如果病變大小超過 4 公分，醫生就會選擇手術治療，如果病變大小小於 4 公分，（審訂者注：台灣目前的病變觀察大多在 5 公分。）相較於進行手術，醫生則更建議繼續積極嘗試受孕，或先接受半年的藥物治療。

　　子宮內膜異位症是一種非常容易復發的疾病。如果還沒有月經，當然就不會出現子宮內膜異位症，但如果在應該有月經的時候遲遲沒有月經，就需要考慮身體是否出現了其他的問題。我們的身體是非常誠實的，規律的生活習慣和健康的飲食習慣對我們的身體健康至關重要。

子宮肌瘤，
需要手術拿掉嗎？

❶ 29 歲女生患者

😷 「小便頻繁，而且肚子總是脹脹的。」

👩‍⚕️ 「現在有沒有在吃什麼藥？」

😷 「不久前體檢出了貧血，所以正在服用鐵劑。」

👩‍⚕️ 「嗯……我們來做一個超音波檢查吧。」

😷 「貧血需要做超音波檢查嗎？」

❷ 32 歲女生患者

😷 「上個月體檢，檢查出子宮裡有腫瘤。」

👩‍⚕️ 「好的。平時月經正常嗎？」

😷 「正常，月經週期規律，量也正常。」

👩‍⚕️ 「嗯……我們來做個超音波吧。」

😷 「腫瘤有多大？」

👩‍⚕️ 「有 2 公分左右。」

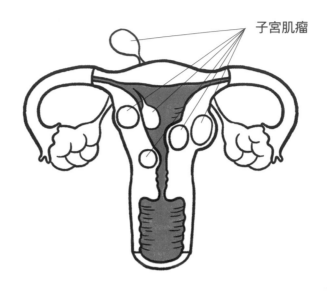

子宮肌瘤

子宮肌瘤示意圖

　　有許多女生是因為貧血來醫院就醫的，醫生首先會確認其腸胃道是否有出血症狀，如果腸胃道沒有出血，就會懷疑是不是婦科疾病導致了出血現象的產生。月經血量過多或經期過長都有可能導致貧血，因此很多人認為月經血量過多是導致年輕女生貧血的主要原因。子宮肌瘤就是能夠導致月經血量增加的疾病之一。所以當出現前面介紹的第一位患者那樣的情況時，醫生通常會先經由超音波檢查來確認子宮狀態是否正常。

子宮肌瘤（Uterine myoma）是指子宮平滑肌細胞增生形成的腫塊。有研究證明，51% 的育齡女生的子宮內都存在子宮肌瘤，由於大部分都沒有明顯的症狀，所以很多女生並不知道。即便一直帶著子宮肌瘤生活，癌變的可能性也非常小。然而，子宮肌瘤的位置不同，對身體造成的影響也不相同。

　　接近子宮內膜或位於子宮腔內的子宮肌瘤會導致月經血量增加。如果只是少量增加則不需要過於擔心，但如果出血量過多，就有可能導致休克，需要接受急救手術。

　　另外，子宮肌瘤增大會大面積侵佔子宮，子宮隨之增大可能導致膀胱受到壓迫，下腹部出現墜脹感。如果子宮肌瘤發展到侵佔大部分子宮的程度，還會阻礙受精卵著床。

多大的子宮肌瘤需要接受治療？

　　很多人都會有這樣的疑問。對於需要介入治療的子宮肌瘤，我們沒有準確的標準。除了月經血量過多導致的貧血、子宮肌瘤增大壓迫腹部產生的不適感（膀胱受到壓迫導致頻尿、腰痛），如果還出現經痛、骨盆疼痛、不孕、反覆流產等，就要考慮介入治療了。

　　相反，如果沒有明顯的不適症狀，就不需要採取任何治療措施，僅持續觀察即可。不是只要發現了就一定要進行治療。很多還沒有生育的女生擔心子宮肌瘤會影響受孕，但實際上，體積較

小、位置也不危險的子宮肌瘤並不會對懷孕造成影響。這種情況最好持續觀察，慎重考慮是否要介入治療。

聽說懷孕後子宮肌瘤會受到雌激素的影響而增大，這是真的嗎？

是真的。子宮肌瘤確實會受雌激素的影響而變大。孕期是女生的雌激素指數最高的時期，本來很小的子宮會在懷孕之後變得非常大，這個時候子宮肌瘤也會跟著長大。原本只有 2～3 公分的腫瘤在孕期可以增大 2～3 倍，一般最大不會超過 10 公分。雖然個體存在差異，但腫瘤平均會增大 1.5 倍，相比子宮增大的程度，腫瘤就顯得很小了。

如果子宮肌瘤原本就比較大，孕期可能會相應地出現一些不適症狀，如腹部疼痛。這種情況下很多孕婦都擔心是不是早期

陣痛或其他異常徵兆，但其實子宮肌瘤引起的痛症可以服用消炎藥來緩解，所以並不會引起早期陣痛，也不會對胎兒造成影響。

子宮肌瘤需要多久複查一次

複查的間隔時間會根據腫瘤的大小不同和伴隨出現的症狀不同有所差異。一般情況下，最短 6 個月、最長 1 年就要接受一次複查。子宮肌瘤突然增大的情況不是很常見，一般情況下它會慢慢地、一點點地變大，所以沒有必要因為子宮肌瘤每個月都接受婦科檢查。

子宮肌腺症，
不需要治療嗎？

「之前接受過一次婦科檢，醫生說沒有什麼特別的問題，就是子宮有腫脹的症狀，不需要治療。但是我的月經血量比較多，經痛也很嚴重，真的沒什麼問題嗎？」

....

子宮肌腺症（Adenomyosis uteri）與子宮肌瘤、子宮內膜異位症等疾病的名稱和症狀非常相似，當聽到這個名稱的時候，人們很難一下子理解這究竟是什麼疾病。

通常子宮肌腺症並沒有症狀，所以如果患者沒有特殊說明有經痛和月經血量過多的症狀，很多醫生都不會特別提及這種疾病。

子宮肌腺症是指子宮內膜腺體侵入子宮肌層形成的病變，主要症狀有月經血量增多和經痛等。

有時經痛會痛到嚴重影響正常生活，或者月經血量增多導致嚴重貧血，需要輸血的情況也時有發生。

子宮肌腺症的治療方法

在採取手術治療時，因為無法只切除擴散在子宮各處的子宮內膜組織，所以需要切除部分子宮肌肉。如果出血嚴重，而且沒有受孕計畫，那麼也可以經由全子宮切除術[1]摘除整個子宮。

1｜全子宮切除術將是指將子宮和子宮頸部位完全切除的外科手術。

相較於接受手術治療，更多患者傾向於選擇其他的治療方法。蜜蕊娜治療可以有效調節荷爾蒙分泌，緩解子宮腫脹，進而減少月經血量，改善經痛症狀，是比較常見的子宮肌腺症治療方法。此外，患者可以嘗試經由服用荷爾蒙類藥物，改善子宮肌腺症引起的月經血量過多和經痛等症狀。

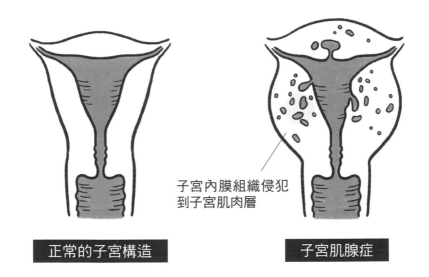

子宮內膜組織侵犯到子宮肌肉層

正常的子宮構造　　　　子宮肌腺症

子宮畸形，
會影響生育嗎？

🧑‍🦰 「是心形子宮。」

👶 「什麼？心形子宮？」

🧑‍🦰 「是的，子宮中間向下凹陷，呈心形，這樣的子宮叫作心形子宮。只是稍微有些桃心的形狀，不是什麼嚴重的問題，不會影響懷孕生育，也不會影響月經。」

在日常生活中，寶寶在媽媽肚子裡的照片隨處可見。大部分人都會把子宮想像成圓形的，像口袋一樣的形狀，所以在突然聽到心形子宮時非常吃驚。

子宮是由兩個管狀器官連接組合而成的。從結構上來說，因為子宮不是一個空間逐漸變大形成的器官，而是兩個空間合二為一的結構，所以在形成的過程當中會出現發育畸形。

因為子宮既不能經由肉眼觀察，也觸摸不到，所以很多女生直到因為懷孕接受婦科檢查的時候才得知自己的子宮是心形子

宮。如果子宮畸形不嚴重，並不會對胎兒的發育及後期的分娩造成影響。子宮畸形的程度和形態不同，在妊娠過程當中造成的影響也不同。嚴重的畸形可能會導致早產或胎兒發育遲緩，胎位異常也會增加需要進行剖腹產手術的可能性。

子宮畸形的種類

❶ 弓形子宮

子宮底部中間凹陷，宮壁略凸向子宮腔。弓形子宮是一種非常常見的形態，幾乎沒有症狀，也不會對生育造成影響。

❷ 雙角子宮

雙角子宮常被稱為「心形子宮」是子宮底部匯合不完全而形成的狀態。如果畸形程度較輕，並不會引起任何症狀。但如果程度較嚴重，則可能會引起妊娠中胎位異常等，孕婦很可能需要接受剖腹產手術。

❸ 中膈子宮

子宮中間存在膈膜[1]，膈膜將子宮腔隔開。子宮中間的膈膜是導致習慣性流產的主要原因，女生可以經由膈膜切除或膈膜整形

1｜膈膜指結構分離的膜或肌肉。

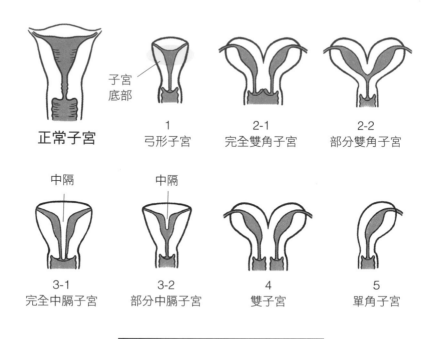

正常子宮

子宮底部

1
弓形子宮

2-1
完全雙角子宮

2-2
部分雙角子宮

中隔

中隔

3-1
完全中膈子宮

3-2
部分中膈子宮

4
雙子宮

5
單角子宮

子宮畸形與正常子宮對照圖

手術來提高懷孕成功的機率。

❹ 雙子宮

　　子宮沒有進行完全融合，發育成為獨立的兩個子宮，附有各自的子宮頸和陰道。雙子宮雖然不會對性行為和受孕造成影響，但容易導致分娩過程中出血，以及臀位胎兒[2]，孕婦很可能需要接受剖腹產手術。

❺ 單角子宮

兩側副中腎管[3]融合形成正常子宮，若只有單側副中腎管發育完全，則形成單角子宮。

子宮畸形的確診

一般情況下，子宮畸形經由子宮輸卵管造影（Hysterosalpingography）[4]、生理鹽水子宮超音波[5]、MRI 等診斷，經由陰道超音波確診。因為沒有自覺症狀，一般女生在接受不孕檢查時可以經由以上檢測方法進行確診。

泌尿系統和生殖系統是在胚胎形成時開始形成的，子宮畸形很可能伴隨著泌尿系統異常（腎臟畸形、尿道畸形），最好儘早接受造影檢查。

2｜通常情況下，子宮裡的胎兒臀部向上，臀位胎兒是指臀部向下的情況。

3｜形成子宮的器官。

4｜經由導管向宮腔和輸卵管注入造影劑，經由X線來透視和攝片，然後再根據造影劑在輸卵管和子宮腔內的顯影情況分析輸卵管的通暢程度、阻塞的部位和子宮腔的形態。

5｜往子宮腔和輸卵管注入生理鹽水，經由超音波檢查輸卵管的通暢程度。

子宮畸形的治療方法

　　子宮畸形是一種相對比較常見的疾病。輕度畸形並不會對受孕造成特別的影響，如果沒有特別的症狀，只留心觀察即可。嚴重的畸形會導致月經異常，對受孕也會有一定的影響，需要進行手術治療。比如，雙子宮中的一側陰道堵塞，可能會導致嚴重的經痛。這種情況可以經由手術去除堵塞陰道的縱膈。單角子宮的宮頸較薄，容易出現無法維持妊娠狀態的子宮頸功能不全（Cervical incompetence），這時可以經由子宮頸縫合手術達到治療目的。

尿尿會痛，居然是
生殖道披衣菌感染？

　　生殖道披衣菌感染是一種典型的性病，潛伏期為 7-28 天。感染披衣菌後男性會出現尿道炎的代表症狀，比較容易辨別。但對女生來說，超過 60% 的感染者是沒有明顯症狀的，所以很難在發病早期及時介入治療。在有症狀顯現的情況下，患者通常會出現類似膀胱炎的症狀，如排尿疼痛、頻尿、陰道分泌物增多，還會出現性交疼痛等。

　　一般症狀會在 4 周後消失，但這並不代表已經痊癒。披衣菌會一直存在，引起子宮頸部位出現炎症，還有可能進入子宮，經由子宮內膜進入輸卵管和卵巢當中引起炎症。

　　如果病情持續發展，骨盆腔內也會出現炎症，並有膿液產生，這樣會導致輸卵管粘連、輸卵管活動性降低，造成不孕。在披衣菌感染的狀態下受孕，流產的機率較高。當化膿嚴重時，經由超音波檢查可以觀察到卵巢中的囊腫。另外，如果披衣菌感染長時間持續，膿液會滲透腹膜擴散到肝臟。

　　雖然披衣菌會引起諸多併發症，但治療方法相對比較簡單，

服藥即可治癒。在治療時，性伴侶也要一同接受檢查，由於披衣菌常會伴有淋病[1]等其他性病，所以需要確認是否有其他感染。患者在治療4周後要接受複查，確認披衣菌是否已經被完全消除。

1 | 淋病是由淋病雙球菌引起的性病，主要經由性行為傳播，細菌侵入尿道黏膜，排尿時會產生強烈的搔癢感和刺痛感，化膿症狀嚴重。女生患者會同時患膀胱炎，因為該病會對內部生殖器官造成一定的損傷，所以可能導致不孕。

私密處摸到硬塊，
可能是「尖性濕疣」

如果有以下情況出現

□ 大便後擦拭時會有不舒服的感覺。
□ 已經擦得很乾淨了，但還是感覺很癢。
□ 生殖器處能夠摸到硬硬的東西。
□ 本來只有 1 ～ 2 個突起，在幾天之內擴散到了
　 其它部位。

　　若出現以上症狀，就是得了尖性濕疣。尖性濕疣（Condyloma acuminatum）又稱性病疣、肛門生殖器疣、生殖器疣，是一種由人類乳突病毒（Human papilloma virus，HPV）感染所致的疾病。皮膚表面會出現尖尖的雞冠狀的突起，伴有搔癢症狀。

　　小時候看到手上長疣的人，我總會想：「是不是被蟑螂咬了之後就會長疣？」可這種疣偏偏長在了非常敏感的部位，讓人既驚慌又難為情。

尖性濕疣的感染途徑和症狀

尖性濕疣透過性接觸傳播，接觸他人的感染部位也會傳染。很多人認為使用保險套能夠防止感染人類乳突病毒，但實際上即便使用保險套，也有可能感染。

發生病變就說明病毒非常活躍，傳染性也很強，所以患病時應該避免性接觸。

性伴侶感染了人類乳突病毒，另一半被傳染的可能性大概是70%，潛伏期大概是 2 ～ 6 個月。每個人免疫力不同，出現的症狀也不相同。如果免疫力較強，可能不會出現症狀，但是如果免疫力較差，原本處於潛伏狀態的病毒會迅速繁殖，引起皮膚病變。因為擴散的比較快，所以最好在發病初期及時接受治療。

尖性濕疣的治療方法

首先要到門診就診，確認是否患有尖性濕疣，然後經由塗抹藥物治療，或者電燒或冷凍治療去除病變。但即使除掉了皮膚表面的病變，潛伏在身體中的病毒還是會引起新的病變，所以尖性濕疣是一種復發率較高的疾病。

「以後不會一直復發吧？」很多人都有這樣的顧慮。其實引起尖性濕疣的人類乳突病毒一般情況下在 2 年之內會自己消亡，所以 2 年後尖性濕疣的復發率就變低了，但要注意提高自身免疫力。

「陰道炎」
是性接觸引起的？

關節發炎就是關節炎，皮膚發炎就是皮炎，胃部發炎就是胃炎……陰道炎就是指陰道發炎。與其他部位的炎症不同，陰道炎會讓人覺得非常難堪且難以啟齒。可能是因為大部分人都認為，陰道炎是由性接觸導致的。那麼，究竟是不是所有的陰道炎都與性接觸有關呢？其實不是。特別是念珠菌陰道炎，與性接觸完全沒有關係。實際上很多從沒有過性經驗的人也會得念珠菌陰道炎。

陰道屬於內置器官，是外部通往體內的通道，所以非常容易受外部環境的影響。可能與陰道接觸的菌有很多，包括小便和糞便中的菌、經由皮膚進入的菌、經由性接觸導入的菌等。陰道內壁上存活著具有保護陰道作用的乳酸菌，當這些乳酸菌的活性降低時，周邊的菌群就會變得活躍，而這種狀態就是發生陰道炎的狀態。典型的陰道炎有滴蟲性陰道炎、細菌性陰道炎、念珠菌陰道炎等。

陰道有魚腥味和泡沫狀，原來是「滴蟲性陰道炎」

　　滴蟲性陰道炎是一種比較典型的性病，主要經由性接觸傳播。相較於男性來說，女生的尿道口等外生殖器與肛門的距離較近，所以更容易感染。滴蟲性陰道炎的潛伏期在 20 天左右，患病後陰道會出現魚腥味，並伴有泡沫狀的分泌物。採集陰道分泌物，測試是否含有滴蟲即可確認患病與否。

　　滴蟲感染會引發陰道炎和尿道炎，3 ～ 15% 的患者不會出現任何症狀。如果只有女方接受治療，那麼經由性接觸復發的頻率較高，所以建議性伴侶一同接受治療。在痊癒前儘量避免性接觸，在複檢確認感染治癒後即可恢復性生活。一般情況下，患者服用抗生素 7 ～ 10 天即可治癒滴蟲性陰道炎。

性行為時突然聞到異味？
談談「細菌性陰道炎」

　　大家都曾經為自己身上散發出奇怪的味道而感到驚訝吧。早上起床後，無意間聞到自己的口臭，感冒時黃黃的鼻涕散發出令人噁心的味道，還有白帶的味道。

　　「做愛的時候突然聞到一股令人不快的味道，嚇了我一跳。」

　　「分泌物越來越多，而且有一股魚腥味。」

　　如果陰道分泌物散發出一股魚腥味，那麼很有可能患上了細菌性陰道炎。這是一種非常常見的陰道炎，大部分來婦科門診就診的患者都會被診斷為「細菌性陰道炎」。

　　在發生性行為時，陰道環境呈鹼性，乳酸菌活性降低，所以不能說細菌性陰道炎的感染與性行為完全沒有關係。陰道內的酸性環境遭到破壞，乳酸菌活性降低，這時有害菌會在陰道內迅速繁殖。這些細菌大部分為厭氧菌，細菌中的蛋白質腐敗變質就會發出特有的令人作嘔的味道。每個人對「異味」的感受不同，所

以很難經由異味的嚴重程度來確認是否患病。在經期前後，即使健康狀況良好，陰道也會偶爾出現輕微異味或者分泌物增多的現象。月經之後陰道出現輕微的異味，如果程度沒有持續加劇，則不需要入院治療。即使出現了暫時性的細菌性陰道炎，因為人的身體是有自我淨化能力的，所以也不需要入院治療，待炎症自行消失即可。

　　如果異味越來越嚴重，分泌物也沒有變少，同時伴隨有搔癢、刺痛，以及小腹疼痛等症狀，就需要及時到醫院就診了。因為這些症狀都說明陰道正處於乳酸菌無法戰勝厭氧菌的狀態當中。這種情況下需要用抗生素來抑制大量繁殖的厭氧菌。在採集分泌物進行檢查後，如果異味嚴重，並且伴有大量的乳白色泡沫狀分泌物，就需要用抗生素進行治療。但如果症狀不是很明顯，使用抗生素會將有害菌連同乳酸菌一起消滅，所以需要慎重用藥。

「念珠菌陰道炎」
是因為發黴？

如果有以下情況出現

☐ 月經之前或者非排卵期也會出現白帶增多的症狀。
☐ 白帶呈芝士狀或豆腐渣狀。
☐ 外陰搔癢難忍。
☐ 小便時有痛感，或出現性交疼痛。

如果出現了以上症狀，就可能患有念珠菌陰道炎。

念珠菌是一種黴菌（屬於真菌的一種），「我身體的重要部位發黴了」這讓很多人都無法接受。但實際上，黴菌一直存在於我們的體內和體表，只是當免疫力較弱的時候，黴菌會迅速繁殖。偶爾出現的念珠菌陰道炎是不需要特別治療的。

念珠菌陰道炎與其他陰道炎不同，不會經由性接觸傳染。長時間服用抗生素會使人體內有益菌的活性降低，這時皮膚周邊的念珠菌就會迅速繁殖。孕婦和糖尿病患者比較容易感染念珠菌陰

道炎，這種陰道炎多發於身體免疫力比較差的時候。

　　因此，提高自身免疫力，讓念珠菌沒有機會大量繁殖，是預防念珠菌陰道炎的最佳方法。減少抗生素的使用，同時保證充足的休息和睡眠，不要穿緊身的衣服，如果有糖尿病，嚴格控制血糖，這些都是預防念珠菌陰道炎的具體方法。

　　一般情況下，醫生都會建議確診為念珠菌陰道炎的患者經由或者服藥、塗抹軟膏或著塞藥至陰道來進行治療。服藥 3 ～ 4 天病情即可好轉。但如果 3 個月之內念珠菌陰道炎復發，就有可能導致再發性念珠菌陰道炎，需要特別注意。再發性念珠菌陰道炎的發病率為 5 ～ 10%。

得「生殖器皰疹」會不會影響寶寶？

❶ 20 多歲的女生患者

😷 「生殖器周圍很癢。分泌物沒有增多，也沒有異味。」

👩‍⚕️ 「小陰唇確實有些腫脹，但看起來不像陰道炎。先嘗試塗抹濕疹藥膏，兩天後再來看一下吧。」

> **兩天後**

😷 「搔癢症狀有所緩解，但是生殖器周圍有刺痛感。

👩‍⚕️ 「檢查發現小陰唇內側有幾個水泡，之前有沒有得過生殖器皰疹？」

😷 「是的，得過。」

---

❷ 20 多歲的女生患者

😷 「從幾天前開始，在小便的時候生殖器隱隱作痛，我是不是得了膀胱炎？」

👩 「小便的時候小腹有沒有疼痛感？是不是總是想小便？當想要小便的時候，有沒有憋不住尿的感覺？」

😊 「好像沒有。」

　　我檢查了這位患者的會陰，發現有幾處潰瘍，這是典型的生殖器皰疹的症狀。

👩 「之前有沒有得過生殖器皰疹？」

😊 「是的，得過。」

- -

❸ 40 歲出頭的女生患者

😊 「3 年前置入避孕器，從昨天開始，陰道有一種被避孕器扎到的感覺。」

　　3 年前置入避孕器，陰道突然出現被避孕器扎的感覺，這種情況幾乎沒有發生過。

👩 「嗯⋯⋯有出血症狀嗎？」

😊 「沒有，沒有出血，但是分泌物比較多。」

我經由超音波檢查進行了確認，該患者的避孕器沒有發生移位。會陰有些紅腫，沒有其他的發現。因為患者提到在小便時有不適感，所以我開了治療膀胱炎的藥。

　　両天後

😷 「服藥後小便時的痛感更嚴重了。即使不動，陰道也會有被避孕器扎到的感覺，現在坐著都很不舒服，還出現了感冒的症狀，渾身痠痛、發冷。」

　　我透過檢查發現該患者的小陰唇和陰道壁內側有幾個水皰，已經擴散到了肛門周圍，是生殖器皰疹。

👩 「之前得過生殖器皰疹嗎？」
😷 「沒有，從來沒得過。」

....

　　生殖器皰疹（Genital herpes）屬於病毒性疾病。外生殖器出現水泡和潰瘍，患處有搔癢、刺痛感，而且分泌物增多。首次患病時，除了皮膚有症狀，還會伴有發熱、肌肉疼痛、頭痛等症狀。復發時這些症狀會有所減輕。潛伏期為 6 ～ 8 天。

各種皰疹的感染途徑和症狀

皰疹分為兩種：1 型主要經由皮膚接觸傳染，多發在口腔內、嘴唇、臉頰等部位；2 型被稱為生殖器皰疹，經由性接觸傳染，多發於外生殖器和肛門周圍。近些年來，由口交性行為引起的外生殖器感染 1 型皰疹的情況也在逐漸增多。

常見的全身症狀有發熱、頭痛、倦怠感，以及肌肉痛等，局部症狀有疼痛、搔癢、排尿痛、陰道及尿道分泌物增多，以及淋巴結腫大等。

在皮膚病變方面，首先會出現皰疹，再發展為潰瘍，結痂後上皮化[1]，最後痊癒，完成這個過程共需要 4 ～ 15 天。女生生殖器皰疹常見於大陰唇、小陰唇、陰道、肛門、子宮頸等部位，男性則多見於龜頭、陰莖包皮、陰莖等部位，偶爾也會出現在陰囊、大腿和臀部。在確診皰疹病變後，即便沒有症狀出現，皰疹病毒也存在潛在感染風險，所以患者要儘量避免與他人的皮膚接觸和體液接觸，以防傳染。無症狀的生殖器皰疹不會對受孕和分娩造成影響，但分娩時如果出現皮膚病變，則需要採用剖腹產代替自然分娩。

生殖器皰疹的治療方法

生殖器皰疹不存在「痊癒」的概念。當免疫力降低時，潛在的病毒會引起皰疹

1 | 上皮化
指皮膚表皮
再生。

復發。雖然服用抗病毒藥物能夠緩解症狀，但即便沒有不適感，體內也依然存在病毒。沒有完美的預防方法，我們最好養成在發生性行為時使用保險套的習慣。雖然使用保險套也不能完全避免傳染，但傳染的機率會大幅降低。

「梅毒」，是性行為傳染的嗎？

　　梅毒（Syphilis）可能是人類感染的歷史最悠久的一種性病，主要經由性接觸傳播，在這種情況下感染的梅毒被稱作後天梅毒（Acquired syphilis）與之相對應，如果妊娠中的母體感染梅毒，那麼胎兒也會患病，在這種情況下感染的梅毒叫作先天梅毒（Congenital syphilis）。

　　病毒可能經由胎盤造成胎兒畸形或其他先天性疾病，所以患有梅毒的女生在孕前或孕初期務必接受檢查。（審訂者注：在台灣，懷孕期間會有兩次梅毒篩檢。若有感染，需接受婦產科醫師治療。）

梅毒的感染途徑和症狀

　　梅毒與其他性病一樣，可以經由皮膚接觸感染，不會只停留於生殖器皮膚表面，而是向全身擴散，可能侵犯骨骼和大腦。

　　根據病情發展程度，梅毒分為 1 期梅毒、2 期梅毒和 3 期梅毒。但不用太恐懼，在青黴素被發明以後，即使患上梅毒，患者也不會死亡。如果發現得比較早，經由簡單的治療即可痊癒。

1 期梅毒

潛伏期一般為 9 ~ 90 天，平均為 3 個星期。肛門和外生殖器等部位會出現無痛症的圓形潰瘍，因為沒有痛症，所以不容易發現。

2 期梅毒

在大概 6 周後，潛伏在皮膚黏膜下的梅毒菌開始沿著血管擴散到全身，進入淋巴後導致腫脹症狀出現，手掌和腳掌部位可能出現紅色圓形病變。

3 期梅毒

如果梅毒在發展到 2 期時沒有被及時發現並治療，那麼幾年後會發展為 3 期梅毒。3 期梅毒可以侵犯我們全身的任何一個地方，包括心臟、頭部、眼睛、血管、肝臟、骨骼等。當大腦或大動脈血管遭到梅毒菌侵害時，則可能導致死亡。3 期梅毒的潛伏期為 5 ~ 20 年，病情發展的速度因人而異。

梅毒的治療方法

如果血液檢查結果顯示為陽性，則要追加針對梅毒菌的特殊檢查。在確診梅毒後，根據病情發展階段，經由注射青黴素進行治療。

私密處好癢阿，
居然是得「陰虱」

陰虱（Phthiriasis）是一種寄生在人類體毛中的昆蟲，每天要吸血 4～5 次才能維持生命。這種昆蟲只能寄生於人體，經由性接觸傳染。

陰虱生存於陰毛當中，會引起搔癢症狀。在感染數周後症狀逐漸加劇。附著有陰虱的衣物、床單需要用溫水洗滌或乾洗以進行徹底清潔。

陰虱會在陰毛根部產卵，可以侵犯有體毛的所有部位。想要清除陰虱，需要徹底刮掉陰毛，然後塗抹藥物。皮膚要充分吸收藥物，才能達到較為理想的治療效果。患者也可以使用除陰虱專用的陰毛洗液。共用的毛巾也會導致陰虱傳染，所以如果確診感染了陰虱，患者最好和家人一同接受治療。

得了「疥瘡」
要和伴侶一起治療？

　　疥瘡（Scabies）是由疥蟎引起的傳染性非常強的皮膚傳染病，潛伏期為 4 ～ 6 周。疥蟎會在人體皮膚角質層中形成形狀不規則的、類似隧道一樣的病變。

　　在治療時，患者需要從頭到腳塗抹專用的乳液，然後在 12 小時後洗淨。即使沒有肢體接觸，疥瘡也能經由與家人共用的毛巾、寢具、傢俱等傳染，所以建議家人一起接受治療。

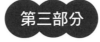

第三部分

婦產科醫師想和你說的事

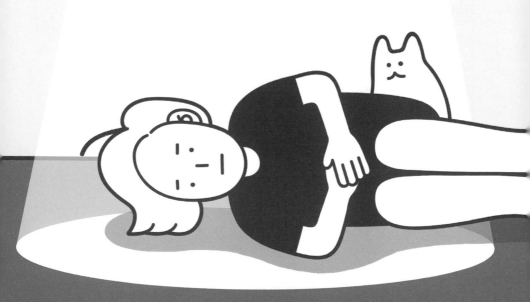

婦科醫生經常問的問題

最後一次月經是從哪天開始的？

　　這是婦科醫生最常問的問題。明明是因為外陰搔癢或者小便時有不適感來醫院就診，這和最後一次月經有什麼關係呢？很多人都會有這樣的疑問。醫生會提出這樣的問題，其實是為了確認患者是否已經懷孕，因為這對治療方向和方法有很大的影響。

　　通常醫生會透過驗尿來確認患者是否懷孕，偶爾也會出現拒絕驗尿的患者。很多斬釘截鐵地告訴醫生「我絕對沒有懷孕」的患者，檢查結果卻顯示已經懷孕了。前面說過，不管使用哪一種避孕方法，懷孕的可能性都是存在的。如果不事先確認患者是否已經懷孕，不恰當的治療方法就有可能對患者和胎兒造成一定的傷害，所以在患者到婦科就診時，醫生一定會先經由最後一次月經的日期來確認患者是否已經懷孕。

你結婚了嗎？

　　對經痛、月經不調、陰道炎等的治療來說，是否已婚並不重

要，重要的是有沒有性生活。但如果就診患者是孕婦，那麼是否已婚就很重要了，因為在生產或出現緊急情況時，醫生需要按照法定程式確認家屬身份。如果患者在未婚狀態下懷孕，而且以後也沒有結婚的計劃，可以向醫生說明事實。醫生在問診上不會因此而差別對待。

然而，即使患者的症狀與性生活和懷孕完全沒有關系，也是有可能被問到是否已婚。在過去，當 20～30 歲的女生來醫院就診時，醫生都會確認其婚姻狀態來判斷地其是否有性生活。已婚就代表有性生活，如果沒結婚就默認沒有性生活。但現在想來，這個看似平常的問題其實包含了狹隘的固有觀念。

有過性經驗嗎？

某一天，一個 20 歲出頭的女孩和母親一起來就診，女孩說自己出現了非經期的出血症狀，小腹有不適感，並告訴我她沒有性經驗。然而超音波的檢查結果與女孩的描述不符。最後血液檢測證明女孩已經懷孕，而且是子宮外孕，需要進行緊急手術，再晚一點就會非常危險。從那以後，在開始問診之前我都會請與患者同行的家屬迴避，目的是讓患者能夠誠實地描述病情，更坦然地與醫生溝通。

此外，當患者有陰道炎、陰道出血，以及進行子宮頸細胞學定期檢查時，醫生也會先確認其是否有性經驗，有無性經驗對如

何詮釋症狀、確定疾病的範圍及檢查範圍都會產生影響。

　　在婦科問診過程當中，醫生經常會使用鴨嘴來採集分泌物，是否使用鴨嘴也取決於患者是否有過性經驗。沒有性經驗的女生在插入鴨嘴時會出現較強烈的痛感，鴨嘴也可能導致處女膜損傷，所以要儘量避免使用鴨嘴，如果一定要進行鴨嘴檢查，也要選擇最小號的儀器。（編注：台灣現今「處女膜」已正名為「陰道冠」。）

檢查子宮頸
無法確認一切婦科疾病

　　有一位來院接受子宮頸細胞學檢查的女生患者，說自己月經週期規律，也沒有感覺哪個部位有什麼不舒服。患者換好衣服走過來。

　　「可能會有點不舒服，請放鬆。」

　　檢查結束了。或許是因為檢查比想像中的簡單，本來很緊張的患者安心地呼出一口氣，從手術床上下來。她問我：「我沒什麼問題吧？卵巢很健康吧？是不是也沒有囊腫什麼的？」

　　在接受子宮頸細胞學檢查之後問卵巢狀態怎麼樣，這就好比在給眼睛做了檢查後問耳朵狀態怎麼樣。要從哪裡開始說起呢？我猶豫了一下，請她先坐下，然後用子宮模型開始說明。

　　首先，子宮頸細胞學檢查的目的是確認子宮頸部位是否有炎症、是否有細胞變形。採集子宮頸細胞放在顯微鏡下觀察細胞形狀，如果沒有什麼問題，就說明一切正常，如果周圍有炎症細胞，就說明發生了炎症反應，如果懷疑是癌症，就會得出需要進一步檢查的診斷。在將鴨嘴插入打開的陰道口檢查子宮頸的過程

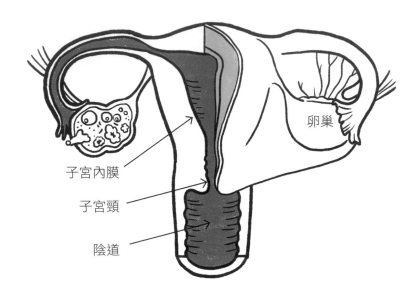

子宮內膜

子宮頸

陰道

卵巢

女性生殖器內部構造

當中，醫生如果懷疑有陰道炎，還會進行陰道炎的檢查。

　　其次，子宮和卵巢位於身體內部，與子宮頸不同，無法用肉眼進行觀察，所以需要用超音波檢查而不是子宮頸細胞學檢查來確認是否存在異常。也就是說，子宮大小是否正常，子宮肌肉組織是否存在異常，隨著月經周期變厚或變薄的子宮內膜是否正常，兩側卵巢大小是否正常，是否存在非正常的腫塊等，這些問題都需要透過超音波檢查來確認。

超音波檢查和子宮頸細胞學檢查一樣,最好每年做一次。雖然早期的卵巢癌和子宮內膜癌很難經由超音波檢查檢測出來,但經由超音波檢查確認其他疾病還是沒有問題的。

婦科定期檢查

原發性經痛的特徵

定期接受子宮頸癌檢查可以有效預防子宮頸癌。

雖然子宮頸癌患者的數量正在逐漸減少，但每年還是出現很多的子宮頸癌患者，所以我建議女生朋友每年都要接受一次子宮頸癌檢查。

超音波檢查

超音波檢查需要在月經剛剛結束之後進行，最好和子宮頸細胞學檢查一起每年做一次。在月經剛剛結束之後接受超音波檢查的效果最好。因為此時子宮處於最自然的狀態，很容易判斷是否有異常。如果在排卵後，也就是月經開始之前接受超音波檢查，雖然可以確認子宮和卵巢的狀態，但很難準確判斷子宮內膜本身是否存在異常。

除此之外，如果月經週期、月經血量發生變化，或者出現下腹部疼痛的症狀，最好也進行超音波檢查。

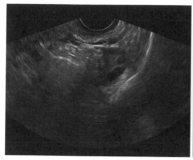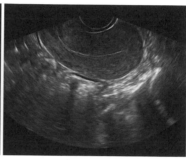

正常卵巢（左側）和正常子宮（右側）的超音波照片

定期婦科檢查，切記！

1 每年一定要去一次婦科門診。

2 在年初或年末選一個不容易忘記的日子，把這一天定為婦科檢查日。

3 子宮頸細胞學檢查和超音波檢查最好一起進行。

4 在月經剛剛結束後做超音波檢查的效果最好。

「子宮頸上皮癌前病變」是因為子宮頸癌嗎?

在對一位 25 歲的女生患者進行了子宮頸細胞學檢查之後,我發現了問題——她患上了子宮頸上皮癌前病變並感染了 58 號人類乳突病毒。「不是癌症吧?」這位患者再三確認。「不是癌症,你別擔心。」我安慰她。

子宮頸上皮癌前病變(Cervical dysplasia)是指子宮頸部位出現非正常細胞的狀態。這種非正常細胞隨著時間的推移有癌變的可能性,但不是一定會癌變。50 ～ 80% 的輕度子宮頸上皮癌前病變會自然痊癒。中重度的子宮頸上皮癌前病變更容易發展成癌症,需要進行物理治療。

即便被確診為子宮頸上皮癌前病變,也不需要太緊張。有以下兩個可能發生的狀況。

第一個,可能會自然治癒。子宮頸部位會由於各種原因出現傷口,這時人類乳突病毒就會引起細胞異常變形。但人體的再生

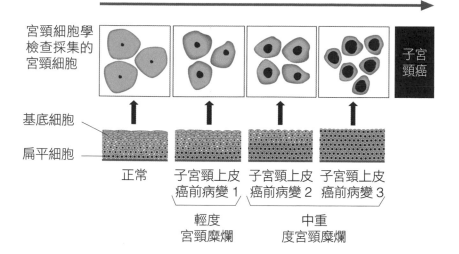

子宮頸上皮癌前病變的發展過程

宮頸細胞學檢查採集的宮頸細胞

基底細胞

扁平細胞

正常　　子宮頸上皮　子宮頸上皮　子宮頸上皮
　　　　癌前病變 1　癌前病變 2　癌前病變 3

子宮頸癌

輕度宮頸糜爛　　中重度宮頸糜爛

能力是非常強的，患病後異常細胞會逐漸死亡，形成新的細胞，在再生系統恢復正常後，因受到人類乳突病毒的侵犯而發生異常變形的細胞受周圍正常細胞的影響會逐漸復原。所以 50 ～ 80% 的輕度子宮頸上皮癌前病變都會自然痊癒。

　　中重度的子宮頸上皮癌前病變是無法自癒的，要經由切除變形細胞進行治療。很多人都好奇是否可以經由藥物進行治療，由於細胞已經發生病變，所以切除病變部分是最安全的治療方案。

　　第二個，現在的檢查體系已經非常先進了。雖然輕度子宮

頸上皮癌前病變在大機率上可以自癒，但每個人的情況會有所不同。有些患者在確診輕度子宮頸上皮癌前病變幾個月或幾年後，很可能發展成中重度子宮頸上皮癌前病變，最後變成子宮頸癌。如果能夠提前發現變形細胞，即時切除病變組織，就可以阻止子宮頸癌的發生了。

因此，雖然子宮頸上皮癌前病變患者的數量在迅速增加，但是子宮頸癌的發病率在逐漸降低。

簡單來說，隨著醫學檢查體系的發展，大部分子宮頸上皮癌前病變患者都能夠即時發現病變並在癌變的前一階段進行治療，進而降低患癌的可能性。

「子宮頸癌檢查」
多久要做一次？

❶ 21 歲樸某的故事

　　在 21 歲生日後的一天，樸某接到了一則通知。通知中說她可以免費接受子宮頸細胞學檢查，請她到附近的醫院接受檢查，還附上了可以做檢查的醫院名單。但樸某從來沒做過婦科檢查，突然有點擔心。「是不是可以不去？我在小學的時候打疫苗都嚇得到處跑呢。」（審訂者注：台灣免費子宮頸癌篩檢是 30 歲。）

❷ 33 歲李某的故事

　　李某因為陰道分泌物有異味到醫院就診。婦科醫生詢問了她最後一次月經的日期，以及是否有性生活，最後又問最後一次接受子宮頸癌檢查是什麼時候。「好像做過檢查，是卵巢檢查還是子宮頸癌檢查？」李某陷入了混亂，只好回答記不清了。「沒有做過任何檢查嗎？」「體檢的時候確實在婦科的檢查床上接受過檢查……可是這個很重要嗎？」

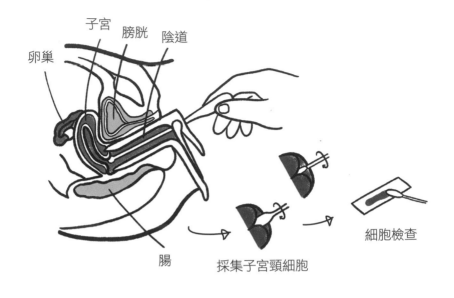

子宮　膀胱　陰道

卵巢

腸　　採集子宮頸細胞　　細胞檢查

子宮頸癌檢查過程

　　子宮頸癌（Cervical cancer）是指子宮頸部位出現惡性腫瘤。子宮頸癌不是瞬間產生的，而是子宮頸部位的細胞在持續變形多年後，突然病變加速，無法控制直至癌變而形成的。與其他癌症相同，在確診子宮頸癌後，判斷癌細胞是否有轉移至關重要，治療方法、治療時間，以及要付出多少努力、經歷多少痛苦都取決於此。

萬幸的是，子宮頸癌提早發現、盡早治療，還是可以痊癒的。透過子宮頸細胞學檢查可以確認是否患有子宮頸癌，這種檢查相較於其他癌症檢查，檢查過程比較簡單。

　　將鴨嘴插入打開的陰道口就可以觀察到子宮頸內部的情況，不需要麻醉，檢查時間為 1 ～ 2 分鐘。很多第一次接受子宮頸癌檢查的女生在接受檢查後都會驚訝地問：「這麼快就結束了？」還有的人會問：「剛才你做了什麼？癌症檢查這麼簡單嗎？」在用小刷子採集子宮頸細胞後將其放在顯微鏡下，觀察細胞是否變形、是否有癌細胞形成。如果採集的子宮頸細胞中有疑似癌細胞，大多情況下檢查結果就是癌症。

　　然而檢查結果也常會出現不準確的情況，我們稱這種不準確的呈陰性的檢查結果為「偽陰性（False negativerate）」。檢查結果雖然顯示不是癌症，但實際上已經到了患癌的前一個階段，甚至已經患癌。這是因為，採集到的細胞一部分顯示正常，但是其他細胞有可能存在異常，這也是子宮頸細胞學檢查的局限性所在。所以，我們可以採取以下措施。

定期接受檢查

　　每年定期接受子宮頸細胞學檢查可以有效地降低檢查結果出現誤差的可能性。子宮頸癌病變的速度相對比較慢，所以每接受一次子宮頸細胞學檢查就能夠及時發現異常。

最好接受人類乳突病毒檢查

最新研究結果表明，是否感染人類乳突病毒對子宮頸細胞的變形與否及程度都有決定性的影響。也就是說，人類乳突病毒與子宮頸癌密切相關，如果檢查沒有發現這種危險的病毒，那麼患子宮頸癌的機率會大大降低。相反，如果檢查發現了這種高危病毒，就說明存在病變的可能性，應該及時接受相關的其他檢查，並儘早治療。

接受陰道鏡的檢查

陰道鏡檢查是一種可以用眼睛確認子宮腔狀態的檢查。當子宮頸細胞發生變形時，血管發生擴張，並出現白色角質，這些都是細胞變形的特有症狀。但是每個人的子宮頸情況不同，細胞變形也會受到荷爾蒙等多種因素的影響，所以透過眼睛觀察到的疑似與癌症相關的細胞變形，也很有可能只是單純的細胞變形，與癌症無關。

因此，陰道鏡檢查是子宮頸細胞學檢查的一種輔助檢查手段。

從子宮頸細胞學檢查到陰道鏡檢查，都需要對子宮頸部位進行觀察。醫生用鴨嘴打開陰道口觀察子宮頸部位的過程確實既讓人不適，又讓人感到難為情。如果換一種方式想一想，不管是胃鏡檢查還是直腸鏡檢查，這些觀察人體內部情況的檢查多少都讓

人感到疼痛，並且讓人覺得難為情。鴨嘴[1]只是在插入的過程中會讓人有輕微不適，用小刷子採集細胞是會輕微痠痠的。只需要忍受非常短暫的不適就能夠預防癌症，記得一定要定期做子宮頸細胞學檢查。

1｜沒有性經歷的患者無法經由插入鴨嘴對子宮頸狀態進行檢查，只能提取少量的分泌物，因此檢查的準確度會有所下降。但對沒有性經歷的人來說，感染人類乳突病毒或者子宮頸部位發生細胞變形的概率較低，所以即便檢查的準確度較低也沒關係。（審訂者注：在台灣，沒有性經驗者無須接受子宮頸抹片檢查。）

「子宮頸癌疫苗」
有副作用嗎？

❶ 11 歲女孩

因為政府提倡接種子宮頸癌疫苗，所以她就來到了醫院，聽說注射時會非常疼，而且要接種 2 次。雖然不知道是否一定要接種疫苗，但她還是糊里糊塗地來了。

❷ 22 歲女生

已經有過性經驗，來醫院是想諮詢是否需要接種子宮頸癌疫苗。我告訴她，雖然在從來沒有發生性行為之前進行接種是最理想的，但如果已經發生了性行為，也最好儘快接種。「如果人類乳突病毒已經經由性行為進入體內，那麼接種疫苗是不是就沒有意義了？」這位女生提出了這樣的疑問。

❸ 34 歲女生

　　因為性行為後出血來院就診。我問她最後一次接受子宮頸細胞學檢查是什麼時候，她告訴我因為已經接種了子宮頸癌疫苗，所以從來沒做過子宮頸細胞學檢查。

　　這些都是關於子宮頸癌疫苗的案例。確切地說，子宮頸癌疫苗是一種可以預防人類乳突病毒感染的疫苗，而人類乳突病毒是子宮頸癌的主要致病原因。目前比較常見的疫苗種類有 Cervarix2 價和 Gardasil9 價，疫苗名稱中的數字代表可預防的人類乳突病毒的種類數。需要強調的是，每一種疫苗都有自己的特徵和優勢，並不是數字越大，效果越好。

　　然而，實際生活中有很多人連子宮頸在哪裡都不清楚，對子宮頸癌疫苗就更陌生了。我們來瞭解一下關於子宮頸癌疫苗的常見問題。

....

子宮頸癌疫苗的最佳接種週期

　　Cervarix2 價疫苗在首次接種後 1 個月接受第二次接種，在第二次接種後 5 個月接受第三次接種。Gardasil4 價和 Gardas!l9 價疫苗在首次接種後 2 個月接受第二次接種，在第二次接種後 4 個月接受第三次接種，如果沒能及時接種，在首次接種後一年之內完成三次接種即可。

常會有人問：「第二次接種能不能提前？」第一次接種和第二次接種之間、第二次接種和第三次接種之間最少要間隔一個月。可以比下一次的最佳接種時間稍晚一些，但如果提前接種，就會影響疫苗功效。

另外，如果接種者未滿 15 周歲，接種 2 次疫苗就可以充分產生抗體。

已經有過性經驗，還需要接種子宮頸癌疫苗嗎？

即使已經有過性經驗，感染了特定種類的人類乳突病毒，但由於人類乳突病毒的種類非常多，為了避免再感染其他種類的病毒，也最好接種子宮頸癌疫苗。

大約 80% 的女生一生中都會感染一次人類乳突病毒。雖然人體的免疫系統可以在一定程度上消除這種病毒，但無法阻止二次感染。所以即使在感染了人類乳突病毒後沒有接受治療就自然痊癒了，也是有可能二次感染的。有研究表明，接種子宮頸癌疫苗可以讓人體免疫系統更容易消除人類乳突病毒。

因為女性比男性更容易感染人類乳突病毒，所以相較於男性來說，我們更強調女性接種疫苗的重要性。男性接種子宮頸癌疫苗可以有效降低性伴侶子宮頸出現異常的機率。最近越來越多的人認知到男性同樣需要接種子宮頸癌疫苗。

接種了子宮頸癌疫苗就可以不接受子宮頸細胞學檢查了

嗎？即使已經接種了子宮頸癌疫苗，也要定期接受子宮頸細胞學檢查。因為子宮頸癌疫苗並不能預防所有種類的人類乳突病毒的感染。子宮頸癌疫苗只對高危險型的人類乳突病毒種類有預防作用，而且也可能存在接種了疫苗但沒有形成抗體的情況。子宮頸癌疫苗的預防率一般在 70 ～ 90% 左右。

子宮頸癌疫苗有副作用嗎？

目前還沒有相關研究得出確切的結論，關於子宮頸癌疫苗的副作用還有很大的研究空間。

日本曾發生青少年在接種子宮頸癌疫苗後出現神經方面異常的案例，子宮頸癌疫苗的安全性問題在當時引起了巨大爭議。英國是全球最早推行子宮頸癌疫苗接種的國家，10 年間出現了關於子宮頸癌副作用的大小病例 8 萬餘件。但到目前為止，各種不良反應的出現究竟是不是由接種子宮頸癌疫苗所致，還沒有確切的結論。目前子宮頸癌疫苗的接種僅僅經過了 10 年，究竟有沒有永久預防的效果，還是一個疑問。

然而，出現異常症狀畢竟是極小機率事件，這些異常症狀到底是不是因疫苗而起還是未知數。所以接種預防機率能夠達到 70 ～ 90% 的子宮頸癌疫苗，確實是有必要的。2014 年 2 月，世界保健機構所屬的全球疫苗安全諮詢委員會提出，子宮頸癌疫苗在安全性方面不存在任何問題。

對於子宮頸癌的
誤會與偏見

子宮頸癌是由性生活混亂導致的？

從結論上來說，子宮頸癌並不是由性生活混亂導致的。與很多人多次發生性行為確實有可能導致多種人類乳突病毒的感染，進而可能感染高危險型人類乳突病毒。但是只和一個人發生性行為也有可能感染高危險型人類乳突病毒。在實際入院治療的患者當中，有一部分患者只與一個人有性接觸，但是在性接觸後出現了異常的出血症狀，檢查後發現患上了子宮頸癌。這也是女生要定期接受檢查的原因。

子宮頸癌多發於不發達國家？

在過去，說起子宮頸癌，總覺得它是在落後國家比較常見的疾病。那時候人們並不是很清楚子宮頸癌發病的具體原因，只是覺得這是一種與性行為相關的疾病。後來人類乳突病毒被發現，人們才知道，保險套可以有效阻止人類乳突病毒的感染，保險套的使用率越低，發病率就越高。

在人類乳突病毒被確認為引發子宮頸癌的原因之後，才出現了與之相關的疫苗，同時人們也更加強調使用避孕套的必要性。此外，檢查技術的日益發達，讓更多的人在子宮頸癌發病之前確認是否存在人類乳突病毒感染的情況，從而達到提前介入治療的目的。

人類乳突病毒

在子宮頸癌患者中，有 99.7% 的患者都攜帶一種人類乳突病毒？

人類乳突病毒是一種能夠侵入人體皮膚角質層或黏膜的病毒。分支菌種有 140 餘種，其中有 50 種常見於生殖器官。除了性接觸，手、口腔、外生殖器等部位的皮膚接觸也可以造成傳染。80% 以上的有性生活的女生都存在感染人類乳突病毒的風險。

很多人都問：「如果檢查出人類乳突病毒感染，是不是就意味著得了性病？」雖然人類乳突病毒感染的主要途徑是性接觸，但由於感染後沒有明顯的症狀，而且 2 年內病毒會自然消亡，所以與其他性病是有區別的。在人類乳突病毒侵入皮膚後，70% 的人在 1 年以內，90% 的人在 2 年以內會自然痊癒。感染時病毒停留在皮膚表層中，並不會對身體造成特殊的影響，人體的免疫功能可以充分消滅病毒。很多感染了人類乳突病毒的人並不知道自己已經感染了。

但是，殘留在人體當中的人類乳突病毒還是存在 5 ～ 10% 的可能性引發其他問題。這種病毒在侵入 DNA 後會誘發腫瘤，促進細胞非正常增長，然後經由這些非正常增長的細胞繁殖病毒。經由這樣的過程，人體中的非正常細胞持續增加，

發展到細胞變形階段，也就是癌變的前一個階段，最後發展為癌症。

　　並不是只有子宮頸才會發生人類乳突病毒感染。性接觸還有可能導致肛門、外陰等部位的皮膚感染，引發肛門癌、外陰癌等。另外，口交行為還會導致口腔、扁桃體、咽喉頭等部位感染。

　　吸煙會加劇人類乳突病毒感染的程度，帶來負面影響。如果孕期出現人類乳突病毒感染，病毒是有可能在分娩的過程中傳染給胎兒的。所以為了做到有效預防，我們應該接種子宮頸癌疫苗。

卵巢癌的預防和檢查

　　卵巢癌和子宮頸癌不同，很難經由早期檢查得到準確的結果。

　　能夠透過超音波檢查確診的卵巢癌，往往已經發展到了中後期。初期卵巢癌是很難用肉眼觀察到的。另外，卵巢癌發展速度較快，並且不按照 1 階段、2 階段、3 階段的順序發展，所以我們很難在患病初期發現它。

　　雖然可以經由抽血檢查（腫瘤標誌物檢查）確認是否患有卵巢癌，但準確率不高，即便檢查結果正常，也不能 100% 確定沒有患癌。雖然卵巢癌目前還沒有準確的檢查方法，但我們還是可以經由超音波檢查與腫瘤標誌物檢查並行的方式，提高檢查的準確率。

性行為會導致
小陰唇變大、變黑？

　　關於小陰唇一直有個都市傳說：性行為頻繁會導致小陰唇變大、變黑？真的嗎？

　　粉色的小陰唇是最漂亮、最好的？

　　雖然完全沒有事實依據，但很多人對此都堅信不疑。或許是因為人們對小陰唇確實不太瞭解。和手、臉、肚子等可以看到的部位相比，小陰唇確實長得很獨特。但實際上，就像有人皮膚厚、有人皮膚薄一樣，小陰唇的大小、形狀及顏色也是因人而異的。

　　性行為會讓小陰唇變黑、變大，這完全是無稽之談。小陰唇變黑並不是由性行為頻繁所導致的，而是受青春期後自然發生的荷爾蒙指數變化的影響。小陰唇的大小也完全受遺傳因素影響，與性行為毫無關係。就像青春期過後，人的樣貌會發生變化一樣，小陰唇也會逐漸發育，形狀和顏色都會發生變化。當然，經常穿緊身的內褲、蹺二郎腿等習慣也會對小陰唇的形狀產生一定的影響。

　　實際生活中人們對自己的小陰唇不太滿意的情況比想像中

要多。曾經就有一位 20 多歲的女生患者，來院諮詢小陰唇整形。

....

👩 「小陰唇讓你哪裡不舒服嗎？」

😣 「沒有，但是……我感覺我的小陰唇太大了，所以有些擔
　　心。」

👩 「我幫你看一下。」

她的小陰唇大小非常正常。

👩 「我覺得大小很正常啊，小陰唇有沒有經常腫脹，或者有其
　　它不適的感覺嗎？」

😣 「沒有，就是洗澡的時候，感覺突然過大了。」

👩 「沒必要擔心，很正常。」

....

　　也有人在做婦科檢查的時候，因為小陰唇過大、過黑，想要
做手術。「我是不是應該做小陰唇手術？」，這樣的問題和「沒
有雙眼皮的人是不是一定要做雙眼皮手術？」是一樣的。眼皮下
垂導致睫毛內翻，常會引起眼部不適，這種情況是可以接受眼瞼
下垂手術的。小陰唇手術也是這樣。由於小陰唇過大，穿緊身的

衣服時會有壓迫感或其他不適的感覺，小陰唇頻繁出現炎症，在發生性行為時出現插入困難或者痛感明顯，這些情況是可以考慮接受小陰唇手術的。如果並沒有不適的感覺，只是因為對小陰唇的形狀不滿意，就好像沒有雙眼皮的人想要擁有雙眼皮一樣，這種情況也是可以進行小陰唇手術的。

因為小陰唇是位於陰道口的皮膚組織，所以很多人都誤以為陰道炎和小陰唇有關。但實際上，陰道炎和小陰唇的形狀、大小完全沒有關係。經由小陰唇手術預防陰道炎，完全沒有必要。

有人認為：「小而泛著粉色的小陰唇才漂亮。」這更荒唐。每個人器官的形狀和顏色不一樣，這是多麼正常的事情。真心希望大家能夠認清事實，同時對自己的本來模樣充滿自信。

處女膜再造手術

　　處女膜是陰道口的一層薄膜。因為處女膜這個名稱，很多人都誤以為處女膜完全覆蓋了陰道壁，但如果真的如此，月經血就無法排出體外了。確實存在天生的處女膜完全覆蓋陰道口的情況，這種情況叫作「無孔處女膜」需要接受手術。

　　諮詢處女膜再造手術的情況很多。處女膜再造手術是用一片圓形的膜將已經破裂的處女膜復原。在發生性行為時，縫合的部分破裂會導致出血。女生為了經由出血營造第一次發生性關係的假像而接受手術的情況比較多。

　　切記，在發生性行為時出現出血現象並不能證明之前沒有過性行為，並不是只有性行為才能造成處女膜破裂，騎自行車等日常活動也可能成為處女膜破裂的原因。相反，性行為也不一定會讓處女膜破裂。（編注：台灣現今「處女膜」已正名為「陰道冠」。）

$$結語$$

2015 年，我在韓國創建了懷孕生育類博客「媽媽媽媽」，主要分享一些孕期、產後及婦科方面的知識。其實內容都是一些日常發生在診室裡的事情，和我們在網上和書裡都能找到的資訊，所以起初並沒有想到我的這些故事和資訊對某些人來說這樣新鮮、有趣。

但是從我嘴裡講出來的這些故事，對某些人來說真的成了雖然不多但非常有用的資訊。很多讀者來信告訴我，因為學到了新的知識而感到高興。這些來信和回饋讓我興奮不已。我感覺到那些被認為是常識的東西，也會因為視角的不同產生非常大的差異，同時我也認識到，站在正在經歷那些症狀的患者的立場上，看似正常的症狀確實會讓人不安和恐懼。

不只是懷孕，懷孕的時候經歷的不適症狀還是可以相對輕易地描述的，而那些婦科問題引起的症狀，對任何人來說都有些難

以啟齒。這種「有苦難言」正是由不正確的資訊導致的偏見造成的。甚至有一次我在介紹自己婦科醫生的身份時，突然有人說：「好低俗啊。」真是一個不像玩笑的玩笑。隨著時代的發展、社會的進步，人們對性和性的作用的理解也在慢慢發生變化，但一些偏激、狹隘的視角依然存在。

正是因為這樣，我才想要拋開誤會和偏見，聊一聊女生的月經，聊一聊性生活，聊一聊子宮和卵巢會出現的症狀和疾病。

在診室裡，我常會接觸到各個年齡段的女生患者，在觀察了她們應對自己身體上出現的各種症狀的方式後，我時常會想：如果能有機會和她們仔細地、放鬆地聊聊就好了。如果能瞭解更多的婦科知識，或許她們就能夠更加珍惜和愛護自己的身體。

有一些話，我一直想和我的患者們說，但礙於醫生的身份一直羞於開口。

「你真的很珍貴。」

「請珍惜、保護你自己，因為你比任何事物都值得被珍惜和保護。」

「不用隱藏，沒關係的。」

「這不是你一個人的難言之隱，我們也都一樣。」

感謝指引我、陪伴我的家人、朋友、同事，我將永遠心懷感激。

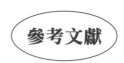

參考文獻

[1]大韓婦科學會. 婦科醫學 [M].5 版. 高麗醫學，2015.

[2] 金正具（音譯），崔勳（音譯）. 婦科內分泌學 [M]. 君子（音譯）出版社，2021.

[3]JonathanS.Berek.Berek&Novak'sGynecogly[M].16thed. LippincottWilliamsWilkins,2019.

[4]LeonSperoff,MarcA.Fritz.ClinicalGynecologicEndocrinology andInfertility[M].8thed.LippincottWilliamsWilkins,2010.

[5]DennisL.Kasper，AnthonyS.Fauci，StephenL.Hauser DanL. Longo，J.LarryJameson，JosephLoscalzo.Harrison'sprincip lesofintenalmedicine[M].19thed.vol.2.McGrawHillProfession al,2015.

如果我的朋友是婦科醫生，
我會這樣問她

作　　者：柳知沅
譯　　者：王琳
責任編輯：黃佳燕
封面設計：比比司設計工作室
內頁排版：王氏研創藝術有限公司

總 編 輯：林麗文
副 總 編：梁淑玲、黃佳燕
主　　編：高佩琳、賴秉薇、蕭歆儀
行銷總監：祝子慧
行銷企畫：林彥伶、朱妍靜

出　　版：幸福文化出版／
　　　　　遠足文化事業股份有限公司
發　　行：遠足文化事業股份有限公司
　　　　　（讀書共和國出版集團）
地　　址：231 新北市新店區民權路 108 之 2 號 9 樓
郵撥帳號：19504465 遠足文化事業股份有限公司
電　　話：(02) 2218-1417
信　　箱：service@bookrep.com.tw

法律顧問：華洋法律事務所 蘇文生律師
印　　製：通南印刷
出版日期：2023 年 08 月初　版一刷
定　　價：380 元

國家圖書館出版品預行編目 (CIP) 資料

如果我的朋友是婦科醫生，我會這樣
問她 / 柳知沅著 . -- 初版 . -- 新北市：
幸福文化出版社出版：遠足文化事業
股份有限公司發行，2023.08
ISBN 978-626-7311-36-3(平裝)
1.CST: 婦科 2.CST: 婦女健康
3.CST: 保健常識
417.1　　112009593